床・黒字化させる

カルテ

イノベーション

山本篤憲
TOKUNORI YAMAMOTO

幻冬舎MC

はじめに

全国自治体病院協議会の調査（2021年）によれば、日本の病院の約4割は慢性的な赤字経営に苦しんでいます。経営主体別に見ると、公的医療機関（国立・公立・自治体運営等）のうち7割、医療法人のうち3割が赤字であり、業界全体として非常に厳しい状況にあるといえます。なぜこれほどまでに赤字経営の病院が多いのか、医師や看護師の不足、病床稼働率の減少など原因はさまざま考えられますが、一番の原因は高い人件費率です。

厚生労働省の「平成30年度　病院経営管理指標」によると、黒字経営の病院では多くの場合、50%をギリギリ超えない程度の数字に人件費率が抑えられていますが、赤字経営の病院ではこれが50数%となってしまっているという調査結果が発表されています。わずか数%とはいうものの、この人件費をいかに抑えていくのかが病院経営の黒字化を目指すうえで、最も明快かつ手っ取り早い切り口であるといえます。

しかし医師不足・看護師不足が叫ばれるなかでの人件費削減は難しい現状があります。

医療従事者の日常的な長時間労働は世間でもよく知られるところであり、単なる人員や残業時間の削減ではかえって業務が回らず経営が悪化する恐れがあります。また人手不足や一人ひとりの負担の増加によって、医療の質の低下につながってしまうことも考えられます。そのため、人件費を削減するには業務効率化によってトータルの業務時間を大幅に削減していくしかありません。

そこで有効な手段となるのが「電子カルテの導入」です。紙カルテを電子カルテにすることにより、７００～８００床規模の病院で７０００万円近いコスト削減に成功したという例もあります。１００～２００床規模の病院では当然規模は異なりますが、いずれにせようまく活用できれば、人件費をはじめとしたコスト削減効果が期待できることは間違いありません。

なぜそれだけの削減効果が出るかといえば、電子カルテ導入によって医師・看護師がさまざまな雑務から解放され、残業代が大幅に圧縮できるからです。さらに医事課職員の数も減らすことができます。コスト削減のみならず、医師や看護師が本業に集中できるようになり、病院全体での患者への対応力向上も見込めます。患者を待たせず、スムーズに診察を進めていくことができるため、患者満足度が高まり集患力が上がることも期待できます。

それだけの効果があるにもかかわらず厚生労働省の医療施設調査（2017年）によれば、病床数200床以下の病院では、約6割がいまだに電子カルテを導入していないという結果が出ています。

多くの中小規模の病院が導入に踏み切れない最大の理由は、ずばり初期導入にかかるコストです。大手が提供する電子カルテの場合、200床規模の病院でも1～2億円程度はゆうにかかります。特にサーバーを自院の施設内で管理するオンプレミス型の電子カルテシステムの場合、導入の数年後にはサーバー等ハードウェアの更新およびそれに伴うシステムのバージョンアップが必要で、そのコストが初期導入費用の8割程度にも上るとなると、二の足を踏んで当然です。

しかし、近年登場したクラウド型の電子カルテシステムでは、高価なサーバーや特殊な機器、専用ソフトの導入などが不要になっています。従来の電子カルテシステムに比べ導入コストが圧倒的に低く、運用時のコストも大幅に抑えることが可能です。さらにデータの消失・流出へのリスク対策の面でも、実はクラウド型のほうが有利な側面が多いのです。

私は大手IT企業でシステムエンジニアとして長年勤めたあと、医療業界の効率的な現場づくりに役立ちたいとの思いから２００３年に会社を設立して以来、大小の医療機関を対象に医療業務効率化のためのさまざまなソフトウェアやシステムの企画、開発、販売に携わってきました。特に、中堅規模の病院・クリニックで患者のために頑張っている医療従事者の負担を、ITの活用によって軽減することは必須であると考えています。

医療従事者の業務が効率化すれば、雑務に割り当てられていたエネルギーを患者に振り向けることが可能となります。医療の質の向上につながり、病院と患者の双方にとって良い結果になるのです。

本書では、電子カルテの価値を再確認しながら、導入時にかかるコストを削減する方法やその後の費用対効果について解説します。導入に際しての具体的なプロセスや現場への働きかけのコツ、その成功事例についても取り上げていきます。クラウド型電子カルテシステムの登場によって、電子カルテ導入のハードルは低くなりつつあるという事実が、より持続可能な病院経営のためのヒントになれば幸いです。

病院を発展・黒字化させる　電子カルテイノベーション　目次

［第１章］

「多忙だが赤字」約４割の病院が経営不全に陥っている

病院の使命と経営とのジレンマ

医師や看護師をはじめとする医療従事者は、一人でも多くの患者から病気やケガによる痛みや苦しみを取り除きたいという思いで日々働いています。コロナ禍における医療現場の人々の献身的な奮闘には、多くの人々が感謝の思いを新たにしました。

生命を守るという人間にとって最も根源的な仕事が医療です。標準化された医療が全国どこでも同じ料金で受けられるという世界でもまれに見る優れた医療制度のもと、通いなれた病院がいつも身近にあり続けてくれることの恩恵は計り知れません。

医は仁術であり、金儲けよりもまずは人助け、これは間違いないことです。

ただ、よりよい医療の提供が第一とはいえ、採算を度外視してただひたすら人助けに邁進するというわけにもいかないのが病院経営の難しいところです。２０２１年の夏には、大阪の中核病院でコロナ患者を積極的に受け入れてきた中核病院が外来患者の減少により、もともと逼迫していた財政が破綻し、倒産したニュースが医療業界では注目されました。それまでは赤字経営でもどうにかもっていたところをコロナ禍に見舞われ、ギリギリのバランスが崩れてついに沈没せざるを得なくなってしまったのです。

実際、病院が健康インフラという社会的重責を担い続けていられるのは、赤字があってもなんとかやりくりしながら病院経営が継続されてきたおかげです。もし補助金額が減るなどしてお金が滞ったり底をついたりするようなことがあれば、この病院のように一気に倒産に追い込まれてしまう可能性は決してゼロではありません。なんとか病床だけでも残そうとするならば、その病院は再編・統合、あるいはM&Aの対象となり、別の病院の名を冠することを受け入れるしかありません。

そうなれば、病院経営者は、〝地域住民の健康を守る〟という志を諦めなければなりません。もちろん、いざというときに相談できる医療機関が地域内から失われることは、患者にとっても大きな損失です。人口減に歯止めがかからず社会状況の変化も激しい現代だからこそ、規模の大小を問わず医療機関の経営者は、事業としての医療の継続に貪欲になる必要があるのではないかと思います。その研鑽の積み重ねを通して、患者満足度の高い医療提供が可能になっていくからです。

病院だから赤字でも仕方がないとはいえない

２０２０年11月、一般社団法人日本病院会の調査により国内の赤字病院の割合は全体で46・２％であると報告されました。前年同月に公表された厚生労働省の「医療経済実態調査」によると、赤字傾向にある病院は国公立系が多く、民間病院は黒字体質にあるとされていました。国公立系の病院は、民間では対応が難しい、へき地医療や救命救急といった収益性の薄い医療も担わなければなりません。その側面もあって、国公立系の病院は赤字傾向になっているのだろうと読み解くことができます。

当然ながら医療法人の第一目標は「儲けること」ではなく、使命感をもってへき地医療などに取り組むことは決して否定されるべきでもありません。ただ、「だから赤字でよい」とはされていません。医療費国庫補助が10兆円にも上る現在の状況は、日本の医療の持続可能性を考えると無視できない問題です。

その証拠に、厚生労働省は医療機関の赤字脱却手段として、全国４２４の病院に再編検討と、赤字対応策の策定を期限付きで打診しています。人道的要素が強い医療法人であっても、赤字経営にはメスを入れると明確に行動で示しているといえます。

日本には国民皆保険制度という制度があります。同じ病気であれば、全国どの病院を受診しても治療費はほぼ一律です。これは患者にとってはありがたいことなのですが、病院側にとっては経営の舵取りを難しくしている大きな要因でもあります。

実際、医療サービスの提供額にも集患数にも差がないのに、一方は黒字、他方は赤字というケースも少なくはありません。どうしてこのような差が生まれるのかといえば、医業収入に補助金収入を加えてなお、医業経費などのコストが収益を上回っているからです。

赤字と黒字の分かれ目は、人件費対策にある

病院の主な支出は、なんといっても医師や看護師などへの給与をはじめとする人件費です。この人件費が高いほど、病院が赤字に陥るリスクは高まります。

病院ならではの考え方として、病床に対する人員配置という条件がつきまとうため、好きに調整して削減するわけにはいきません。そのため、稼働していない病床が多いと収益につながらない費用を垂れ流してしまうことになります。病床稼働数の損益分岐点は80％

とされますが、現状日本の全病床の稼働率平均は80％強を保ちつつも、減少傾向にあります。その背景には、病床数が削減されながら入院日数も圧縮傾向にあることが影響しています。

もちろん、看護師はほとんど常時何かしらの仕事はしていますからはっきりとは見えづらいのですが、人員過剰である場合、看護師を「遊ばせている」状態が生まれてしまいます。看護師の配置に対しては、病床稼働率を十分意識するべきです。そうすることで人件費に関する収支バランスは整っていきます。

逆に、人材不足を補うために採用活動を行い看護師や医療事務スタッフを雇ったはいいが、最終的には人員過多になり、かえって人件費がふくらんでしまったという事例も耳にします。採用にしても配置にしても、円滑な医療提供に貢献してくれる人員と院内の実情を丁寧に照らし合わせて行うことが、戦略的にもコスト対策的にもよいことは間違いありません。

赤字を改善しない医療機関の末路

日本の病院数は2021年1月時点で8236施設あり、そのうち4割程度が赤字に陥っています。地域医療の担い手として、収益性の低い医療にも取り組む必要があるとはいえ、この状態が続いてしまうのは非常に大きな問題です。

総務省の統計によれば、日本の人口は2008年の約1億2800万人をピークに減少の一途をたどっており、2030年には1億1522万人まで減少し、さらに2050年には約1億人まで減るだろうともいわれています。高齢化による自然減に加えて少子化も並行して進んでいることから、よほどのことがなければ人口が増加する可能性は低いでしょう。高齢化率の高まりとともに高齢者医療のニーズの増大は予想されますが、人口そのものが減っていくので、全体の傾向として今後病院を受診する患者数が減少していくことは想像に難くありません。

実際、日本のおよそ3倍の人口と25倍の面積をもつアメリカ合衆国にあるすべての病院数は6090施設です（全米病院協会 Fast Fact on U.S. Hospitals, 2021）。これと比較すると、日本の病院数がいかに多いかということが分かります。

したがってごく近い将来、日本でも病院の淘汰は熾烈化していくでしょう。地理的な条件などもあるため、アメリカの数字と単純比較はできませんが、政府が医療費削減のための効率化を通して日本の病院を４００施設くらいまで絞り込みかねないとみることは、決して大胆な予測ではありません。多くの病床が再編・統合、あるいは買収といった波に飲み込まれていくものと思われます。

病院組織の再編・統合・M&Aの対象には、黒字の病院と赤字の病院どちらがなるかといえば、自力で立っていくことの難しい赤字経営の病院から標的になっていくはずです。経営者が自身の医療機関を再編・統合・M&A「される側」に導きたくないと考えるのであれば、今すぐにでも赤字の圧縮・黒字転換に取り組む必要があります。

患者の大病院志向が中小規模の病院を赤字にする

患者は常に良い病院、良い先生を探し求めています。

患者が重視しているのは、安心して自分の体を診てもらえるかという点です。ただ、安心の基準はその病院の専門性のような実力よりも、かかっている患者の多さや病院の知名度によるところが大いにあるといえるでしょう。自宅に近い小さな診療所より、地域で目を引く大病院（中核病院）のほうが「なんとなく安心」という気持ちが患者にあるからです。医療機関の間には連携があって、診療所で診察を受けた際に必要ならば大きな病院へ紹介してもらうことは可能という仕組みは知っていながら、患者には「良い病院＝大きな病院で診てほしい」という心理が働いているわけです。

診療所などからの紹介状なしに200床以上の中核病院を受診すると、特定療養費という費用が診察費に上乗せされます。特定療養費の金額設定は各医療機関によって異なりますが、一般的には1000～5000円の間で設定されていることがほとんどです。これは地元のクリニックでも済むケースなのにわざわざ大きな病院を患者が好むことで、医療資源が無駄遣いされるのを防ぐ仕組みです。それなのに、特定療養費を負担してでも中核病院を受診して安心を取りたいという人はあとを絶ちません。

とはいえ、診療所でも十分な治療を受けることはもちろん可能です。患者の足が向かないのは、単純に情報不足にあることがほとんどです。

こうした地域で開業している医師をまず訪ね、その診療所で医療が完結しない場合は紹介状を受けて中核病院へ行ってもらうことが、地域医療構想から見る理想のサイクルです。しかし、残念ながら患者がもつ大病院志向や病院自体のネームバリューの差から、このサイクルはうまく回っていない現状があります。

大きな病院の待合室で長時間待つことは、患者にとってマイナス要素でしかありません。しかし、混んでいることこそ、この病院が多くの患者に選ばれていることの表れだと、かえって安心感を強める患者も一定数います。仕事帰りや休日に受診できるかといった利便性に、安心できるかどうかという判断基準が加わった結果、中核病院に患者が押し寄せ何時間も待たされるほどの混雑が発生している現状があるのです。

こうなると、200床以下の病院にとっては本来、預かるべき患者を診ることができず、果たすべき役割を果たせないまま、施設としての能力を維持し続けなければならないという葛藤が生じます。ある程度の人材を確保、維持しつつ、その人材をフル活用できないまま固定費を垂れ流さざるを得なくなり、赤字の常態化を招いてしまうのです。

国民皆保険制度が集患を難しくしている

収益を考えていくうえで前提となるのが国民皆保険制度、診療報酬です。

1961年に導入されたこの制度のおかげで、私たちは懐具合を気にし過ぎることなく必要な医療を受けることができています。患者のためを貫く病院側にとっても、金銭事情から受診が難しいという患者が減るこの制度は歓迎すべきものでした。しかしそれが同時に、医師などの長時間過重労働の一因となっているジレンマも存在しています。

同じ病気で受診した場合、全国どこでもほぼ同じ料金で治療が受けられるということは、裏返せば医療機関側では一部を除いて任意の価格設定ができないということを意味します。具体的には、標準医療という患者数が多く収益の源泉になりやすい部分について、価格設定に足枷が生まれてしまうのです。

こうした事情から、医療を継続提供するために必要な売上を得るためには、病院はなるべく多くの患者に来院してもらわなければなりません。ラーメン屋なら、同じクオリティのラーメンを一杯800円で売ることも1500円で売ることもできますが、客単価を調整して収益性を改善するということが病院経営ではできません。医療の質を高めて、その分を価格に上乗せするということもできません。大きな病院のような総合力も打ち出しづらく、専門病院のような尖り方も難しい中小病院は特に没個性的になりがちで、集患に苦労することになるのです。

患者志向の診療が病院を赤字にする

外来に人が多いという事実は、そのまま病院収益に直結しているようにも見えます。しかし、そう簡単にはいえないのが病院経営の一筋縄ではいかないところです。

大きな病院でも「患者が多いことはウェルカム」という図式が成り立ちますが、それは必ずしも外来が多ければいい、というわけではありません。外来が混みあっていればその病院は儲かっている、という単純な話ではないのです。

外来で患者を受け入れるにあたり、医師は朝からその準備に追われます。外来の時間が始まれば、患者の診断、処方を第一にしながら、手早くさばいていかなければなりません。患者側には、あまり話を聞いてくれなかったという印象を与えかねないやり方ではありますが、それは待合室で待っている患者にも平等に医療を提供しなければならないやむを得ない事情があるからです。実際、診療の時間は短くてもしっかり診てもらえたという安心感を与える工夫や気遣いに、心を配っている医師も少なくありません。

ようやく外来時間が終われば、医師は息をつく間もなく病棟へと向かいます。患者は病棟にもたくさんおり、病棟回診や検査指示を出す必要があるからです。外来後すぐに長時間におよぶ手術に臨むことも珍しくはありませんし、院内の委員会活動やミーティングに時間を割くこともあります。もし研修医を指導する役割を担っていれば、教育にもある程度の時間を注ぐ必要が出てきます。医師はこうした目まぐるしい事項に対応しながら、合間の時間で書類作成などの事務処理までこなしているのです。

いくら医療従事者として高い理想を掲げていても、こうした激務を続けていればいつかは疲弊し、時には体を壊してしまうかもしれません。そうなれば、医療機関は知識と技術、熱い志をもつ貴重な人材を失ってしまいます。

しかも、医師が苦労して外来に時間を割いても診療報酬は診療所の場合よりも安く設定されています。これは中核病院から本人の住まいに逆紹介を促すための設定ですが、患者自身が大病院志向である限り、なかなかスムーズにはいきません。

結果、積極的に外来に対応しても、医師や看護師の忙しさだけが増して収益はさほど上がらないという状況が継続します。医師・看護師の激務は毎日のことで、終わりの見えない疲弊感は任務へのモチベーションを大きく下げかねません。その先で医師や看護師が取るのは、おそらく退職という決断です。

その後、病院経営者は早急に替わりとなる人材の採用活動を行わねばなりません。当然、採用活動にはコストが伴います。

外来に人が溢れていることが医療機関にとって全面的にプラスではない理由は、収益にはさしたるプラスになっていないうえ、人材を失うリスクもはらんでいることにあります。

入院患者の〝ついで〟診療が病院を赤字にする

入院するまでは「仕事の都合がつかない」「お金がない」などと理由をつけてためらっていても、いざ入院を決めると「せっかく入院したのだから、この機会に悪いところは全部なんとかしてしまおう」とばかりに、積極的に医療に関わろうとする患者も少なくありません。ポリープ除去のために入院した患者が「実は糖尿病の気があるんです。目も最近見えにくくなってきたので、気になっています」というように、あれこれと不調を医師や看護師に訴えるという構図です。

「入院中に気になるところをすべて治療してしまいたい」と患者に頼られれば、力になりたいと思うのが医療従事者かと思います。すべての医療機関が出来高制を採用していた頃であれば、どのような追加治療を行っても、治療を行った分だけ病院は報酬を得ることができました。患者は治療を受けることができて安心し、医師・看護師は患者の役に立てたことに喜び、そして病院経営は潤います。まさしく三方に良い状態がつくられていました。

しかし2003年以降、急性期の患者を治療する病院は、DPC制度（包括医療費支払い制度）下で診療報酬を算出しなければならなくなりました。この2003年を境に、〝ついで〟診察が急性期病院を赤字経営に陥れる要因になってしまったのです。

医業のスリム化を目指すＤＰＣ制度

ＤＰＣ制度とは、疾患に対する手術や処置の組み合わせによって疾病を分類し、その分類別に診療報酬を決めるという仕組みです。一見、既存の医療費の決め方と変わらないようですが、大きく変更になったのが従来の出来高制から、定額支払い制へと舵を切った点でした。

例えばポリープ切除術に伴う入院の場合、出来高制での計算では、ポリープ切除術、入院基本料、検査やＭＲＩなどの画像診断、投薬などすべての医療行為に診療報酬の基となる点数がついており、それらを行うごとに診療報酬は加算されていきました。ＤＰＣのルールでは麻酔や手術などは出来高制のままで、入院基本料、検査やＭＲＩなどの画像診断、投薬といった医療行為は包括され、診断分類ごとに定められた入院1日あたりの点数と在院日数、医療機関別の係数を掛けて算出するよう変更されています。

診療報酬を包括的な単価とみなして計算するということの考えを導入したことで、入院加療に対して医療機関が受け取る金額も大きく変動しました。ポリープ切除を主訴として入院した場合、公的医療保険に請求できるのはあくまでもポリープ切除まわりの医療だけと定められたためです。2003年以前のように、患者が求めるまま〝ついで〟に糖尿病の診察を行っても、その追加治療となる検査や投薬といった医療行為には点数をつけられなくなりました。

DPC制度の背景にある考え方は、それまでの医療行為は収益であるという考えから一転、医療行為はコストであるという前提に立っています。必要以上の医療行為は患者の社会復帰を阻害し、病院経営を圧迫する原因の一つだとして、医業のスリム化、ひいては医療費の抑制を目指すための方策なのです。

DPC制度の導入により、診療報酬に対する考え方は180度変わりました。この先も、どのような改定が行われるかは厚生労働省の舵取り次第ですので、病院側で予測して対策を立てるといったことはできません。場合によってはかつてDPC制度が導入された際のように、診療報酬の算出方法がまたがらりと変わる可能性もゼロとは言い切れないのです。その場合は、制度はさらに効率的な医療を要求する仕組みになる可能性も十分あります。

満足度の高い医療を患者に提供し続けながら診療報酬改定に柔軟に対応し、コストが増え過ぎないようにマネージするというバランスのよい病院経営が求められています。2003年以来、病院の院長や理事長はこうした難しい経営にずっと直面し続けているのです。

患者が安心するまで入院させる病院は赤字になる

入院患者のなかには、「手術から1週間も経っていないのに、もう退院していいの?」などと不安に思う人も多いようです。まだ痛みが残っている状態で自宅へ戻っても大丈夫だろうか、家には看護師さんのようにケアをしてくれる人がいなくて心細い。手術で入院した患者は、多くの場合こうした不安を抱えています。退院を勧める病院に対し、「もう少し病院にいさせてくれたらいいのに、追い出されるみたいだ」といった不満を抱く人も少なくありません。

かつて医療提供側としても念には念を入れて、医師が長めに入院期間を確保していた時期もありました。ただ、それはかえって患者の社会復帰を遅らせてしまう一面もあるのです。

患者を思うからこそ、病院内に赤字の要因が生まれているという話をさまざまな角度でしてきましたが、必要以上に入院期間を取ることもまた、病院経営を圧迫する大きなリスクとなっています。

DPC制度が導入されたあと、入院基本料や投薬といった要素を包括して算出する費用と手術や麻酔など出来高で計算する費用との合算で、医療費は出されるようになりました。

診断分類ごとに定められた入院1日あたりの点数が入院期間中一律であればまだよいのですが、DPCルールではこの1日あたりの点数が在院日数に比例して変動します。具体的には、入院初日から数日間を期間Ⅰ、その翌日からさらに数日を期間Ⅱ、そのさらに翌日以降を期間Ⅲというように、入院期間は大きく3分割されます。

期間Ⅰの1日あたりの点数が最も多く、期間Ⅱ、期間Ⅲと、日数の増加に比例して点数は下がっていきます。そして期間Ⅲを過ぎると診療報酬は出来高制に移行しますが、そこまで病院にいてしまうと、そもそも入院させていること自体が割に合わない報酬設定となります。いかに「患者が安心できるまで」という善意であろうとも、患者を病院に入院させ続けることは、病院経営の観点からすれば、決して良いこととはいえないのです。一般病床での平均在院日数については、1984年度は平均40日もありましたが、2016年度には16日となっています。

もちろん出来高制だろうとDPC制度だろうと「与え過ぎ」は医療資源の、ひいては医療費の無駄遣いであることは間違いないという前提に基づきます。もし患者の要望に負けて主訴とする疾患以外の治療も行っていれば、その分の報酬は主訴疾患に対する1日あたりの点数に含まなければならないため、赤字額も大きくなってしまいます。患者に寄り添った治療やケアが病院を赤字に向かわせるというジレンマがDPC制度下では起こるのです。

差別化による収益増の方法は限られている

診療報酬という仕組みによって、日本では地域差を感じることなく医療サービスを受けることができています。逆にいえば、この仕組みがある以上、医療機関は医療サービスに自由な料金設定をすることができません。そのため収益率を改善したいなら、経営継続に必要な利益を計算し、それを満たす数の患者に来院してもらう必要があります。

外観がすすけて、どう見てもCTやMRIといったテレビの医療ドラマでもよく目にする設備などとは縁もゆかりもなさそうな病院と、見るからに新しく入り口には専任の受付担当がいる大病院とでは、患者はどちらを選ぶかといえば答えは後者がほとんどです。

自分の不調を治療してもらうのに、CTやMRIによる画像診断を受ける機会はそうはありません。それでもやはり体調を崩した際の不安な気持ちがそうさせるのか、患者はとにかく大きく、新しい設備を導入していそうな医療機関を探し、多少遠くてもそこへ足を運びます。

継続して集患をし続けなければならない医療機関は、こうした患者の心理をよく理解しています。集患の基本は、患者ニーズに寄り添うことです。そこで、患者が関心をもってくれる可能性があるのなら、数千万、億単位のお金を投資して最新設備を導入するという選択をしてしまうのです。

風邪など比較的軽い症状であれば診療所へ出かけます。診療所で診てもらった結果、対応が難しい疾患だと分かれば地域の中核病院へ紹介状を書いてもらい、そこでより高度な医療を受けます。こうした役割分担が地域のなかで確立しているなら、すべての病院がCTやMRIの設備をもつ必要のないことは明らかです。

しかし、「最新設備がそろっている病院が安心できる良い病院」という認識が世間に先行しています。設備をもたない病院があってもいいという認識が広く共有されるまでには、まだ時間がかかると思います。

また、設備投資にはお金がかかります。その金額を診療報酬で回収できたとしても医療機器にはメンテナンスが必要ですから、さらに維持費もかかります。集患への危機意識から焦って巨額の投資を行ったのち、かえって経営が苦しくなるという例も少なくないのです。

こうした設備投資はやむを得ないと考える場合であっても、別の面からなんらかの方法でコストをきちんと減らしていかなければなりません。設備に巨費を投じるのにほかの支出は今までどおりということでは、収支のバランスはすぐに悪化してしまいます。

診療報酬改定が示す今後の医療業界

ＤＰＣ制度が導入された背景には、医療費の抑制とともに各医療機関で提供される医療を透明化・標準化したいという厚生労働省の意図もあります。

国民医療費の膨張は衰える様子を見せず、２０２０年度の42兆円から２０４０年度には67兆円まで増加することが予測されています。

ＤＰＣルールで診療報酬請求を行うことで患者がどのような診療分類群に該当し、その治療にどのようなアプローチを受けているかが明白になります。この情報を厚生労働省が蓄積しビッグデータ化していくことで、特定の疾患に対する過不足のない医療行為とは何かを割り出すことが可能になります。その後、その疾患の標準治療を確立する（あるいはその精度を高める）ことが可能になれば、ますます全国どこでも同じ疾患に対して同じレベルの医療を提供することができるようになっていきます。

この取り組みを繰り広げ、あらゆる疾患に標準治療が設定されていけば、国民皆保険制度のもと、都市部とそれ以外といった地域などで生じる医療ケアのバラツキが小さくなっていくことが期待できます。どこで受診しても均一の医療ケアを同じ費用で受けられるという制度の趣旨がより徹底されていくのです。

もちろん患者だけでなく病院側にとっても、この方針と意図から得られるものは多くあります。入院を伴う疾患Ａの標準治療が分かっていれば、その患者がベッドを利用する期間の予測を早期に立てることができます。そして、今患者が使用しているベッドがいつ空きそうかの予測をより正確に立てられるようになれば、病院収益に直結する病床稼働数の精査が容易になります。病棟看護師がベッドを采配する効率の向上が期待できます。

治療が進んでいる実感を得たいからと薬の処方を求める患者がいても、「標準治療ではお薬の量はこうなっているので様子を見ましょう」といった理論による説明も可能になります。患者の不安な表情と声につい不要とも必要ともいえない薬を処方していた医師にとっては、より的確な医療を提供できるようになるという意味で朗報といえます。

何よりも標準治療の型があれば、医師は回復までの最短コースとなり得る治療計画を患者に提案できるようになります。遠回りをせずに済む結果、大きな話でいえば医療費の抑制に効果が出ることも期待できるのです。

紙カルテから電子カルテへの移行で効率化を図る

ＤＰＣ制度に次ぐ医療の標準化・効率化を図る政策として重要な動きには、レセプトデータ提出の電子化が挙げられます。２０１５年3月31日までの書面でのレセプトデータ提出の完全廃止および完全オンライン化を目標として、各医療機関にはレセプトデータのオンライン提出に必要なレセプトコンピュータの導入が厚生労働省より推奨されました。

レセプトとは診療報酬明細書のことで、1回の診療行為における診療内容を書き出したものです。一般企業ではこうした情報はデジタルベースで管理するのが当然ですが、医療業界では、手書き書類でのやりとりも根強く残っていました。

しかし、電子化が遅れているとされてきた医療業界にも、こうして段階的に電子化の波が押し寄せてきました。院内の医療情報をデジタルデータで扱っていない病院は、公的な意味でも「時代遅れ」の烙印を押されてしまうようになってきたのです。

そして今、レセプトデータの提出に次ぐデジタル化の波として避けて通ることができないのが、電子カルテの導入です。

紙カルテは目当ての情報を見つけるまで何度でもページをめくらねばならず、しかもその間はほかの医師・看護師は同じ情報を閲覧できないという弱点があります。一方電子カルテはそれらを補うばかりでなく、検索性、履歴の同時閲覧性などを大幅に高めることができます。

誰の手元に目当ての紙カルテがあるのかと院内を探し回っていたストレスから看護師らを解放するにとどまらず、医師は診察と並行して診療録を打ち込み、診察室から検査室への検査のオーダーまで手元で行えてしまいます。

文字はキーボード入力ですから読みやすく、医師ごとのクセのある文字を読み解く看護師や医事課のスタッフの苦労まで一掃されています。こうした高い利便性によって、電子カルテは医業まわりの作業効率を格段に向上させているのです。

さらに、紙カルテでは必要だった「運ぶ」という雑務はゼロになります。電子カルテはデータを必要な部署やスタッフにすぐに送ることができますから、診察室から各部門へと紙カルテを運んでいた看護師や職員の労力は一気に削減されます。彼ら彼女らは、医療の仕事に携わる者として、別のもっと重要な仕事に時間を割けるようになるのです。

このように、雑務で現場を忙しくしていた紙カルテの弊害をあぶりだし、医師や看護師の生産性向上を実現するのが電子カルテです。その効果はさらに波及し、雑事解消に伴う職場環境の改善、快適な職場が生まれることによる離職率の低下などにも効果を発揮しています。若い看護師や医師ほど自身の職場を検討する際、電子カルテが導入されているかは真っ先に確認するといいます。優秀なスタッフの確保にも電子カルテの導入は、もはや欠かせない要素になりつつあるのです。

臨機応変に収益の最大化を達成しつつ、コストを一気に削減する

診療報酬が一定である以上、赤字解消を目指して収益を上げるためには集患力を高める必要があります。その際、地域で連携する病院・クリニックからの紹介や逆紹介を増やすことは非常に重要です。外部との信頼関係を強め、「より多くの患者が足を運ぶようになる」病院に進化していかなければならないのです。

同時にコスト削減も実現していくわけですが、このとき最初に必要なのは、自院のパフォーマンスを素早く正確に分析することです。例えばリアルタイムに病床や手術室の稼

働率を割り出し、全国平均や他院と比較をしていくことで自院の強み・弱みが判明し、改善のメスの入れどころが見えてきます。

一方、診療報酬に基づく収益体制の健全化には効率化による選択と集中が必要ですが、収益の最大化を実現しようとすると必ず改定によって診療報酬体系にメスが入るというところが、病院ならではの難しさです。だからといって「どうせ収益体制を調整しても、また変わるから」と諦めてしまうのではなく、より即応体制を整えるという方向に発想を変えていく必要があります。各自治体の5年に1度見直される医療計画に対応し、2年に1回実施される診療報酬の改定に対応しながら、それでもなお収益の最大化をその都度志向していくのです。

このようなめまぐるしく制度が変わる環境で病院としての収益力を高めていくには、自院の強みと弱みをはっきりさせ、得意分野に経営資源を集中して効率化していくことが、長い目で見ても生き残るには効果的です。

そのような経営環境を構築するためにもインフラとして不可欠なのが電子カルテといえるでしょう。電子カルテは、病院経営の「今」を如実に表して分析に役立てられると同時に、導入すること自体が大幅なコスト削減の達成につながる可能性があります。もちろん、診療報酬改定の度に発生する現場の煩雑な作業も一気に削減が可能です。

ただ、そんな電子カルテにはそれでもなお導入がなかなか進んでいないという実態もあります。しかし、時代の流れを考えれば電子カルテを導入しないという選択肢はあり得ません。なんとなく遠ざけていた電子カルテについて理解を深め、前向きにとらえていく必要があると考えています。

［第2章］

医療事故の防止、診療効率の改善、省スペース化 メリットだらけの電子カルテの導入が進まない理由

メリットだらけの電子カルテ

病院経営者のなかには「電子カルテ？　うちの病院の規模では必要ないですよ」と、最初から遠ざけている人も少なくないと思います。電子カルテでできることや、その効果について多くを知らずに、初めから却下してしまうのは非常にもったいないことです。

電子カルテにはごく基本的な性能として、カルテ作成機能、オーダリング機能、部門支援機能の3つがあります。これらを活用するだけでも十分な効率化は見込めますが、より高いレベルで効率化を求める場合、人事管理機能など、病院特性に合わせたカスタマイズも可能です。

①入力・閲覧の効率化

いつでもどこでも必要な情報を閲覧できる

紙カルテの最大の弱点は、それがモノであることです。看護師が必要なカルテを取りにカルテ保管庫へ行ってみたら、誰かが持って行ってしまっており目当てのカルテが見当たらず、心当たりの医師や看護師を訪ねて探し回り、時間が過ぎてしまうといったことが、患者からは見えないバックヤードでよく起こっています。そういう時間はストレスですし、積み重なれば膨大な無駄となります。「探す」という行為には、なんの生産性もありません。

電子カルテシステムなら、このように走り回ることなく、ネットワークにつないだ端末の画面からいつでもどこからでも必要な情報を見られます。すべてのカルテ情報はサーバーに蓄積されており、そこにアクセスして必要な情報を端末で確認する、という形式だからです。ここでいう端末とは、デスクトップパソコン、ノートパソコン、タブレットなどをイメージすると分かりやすいと思います。端末の画面には、紙カルテと同様、患者の個人情報が表示され、過去の症状や処方の内容もクリックなどのワンタッチ操作で遡って確認することが可能です。

この「いつでも・どこでも」の利便性が発揮されるのは、病院内だけにとどまりません。在宅診療ニーズの増加などから往診・訪問診療に取り組む医療機関では、医師が患者宅でノートパソコンを開き、診療録を確認したりカルテに新しい情報を記録したりすることもできます。その結果、患者の状態を現地でメモしておいて、病院に戻ってから改めてカルテに転記、といった二度手間は解消されます。

病院外から情報にアクセスできるというと、必ず問題になるのがセキュリティ面への不安ですが、心配はありません。電子カルテに書き入れたデータはセキュリティ万全のデータベースに保存され、誰がそこへアクセスしたかも随時記録されています。

電子カルテの画面に入るにはログインIDとパスワードが必要なので、そもそも限られた人間しか情報を見ることはできません。誰にログインIDとパスワードを発行してアクセス権を与えるのかは病院ごとの裁量によりますが、ここを慎重に行えば、情報漏えいリスクは紙カルテよりも確実に低くなるといえます。

アクセス権は、地域医療連携している医療機関に対して付与することも可能です。これによって、転院するなどした患者の情報共有も、膨大なカルテをFAXしたり持参したりする時間コスト・労力を払うことなく実現できます。病院の枠を越えた同時閲覧性は、地域医療連携にも大きく貢献すると考えています。

ログイン画面

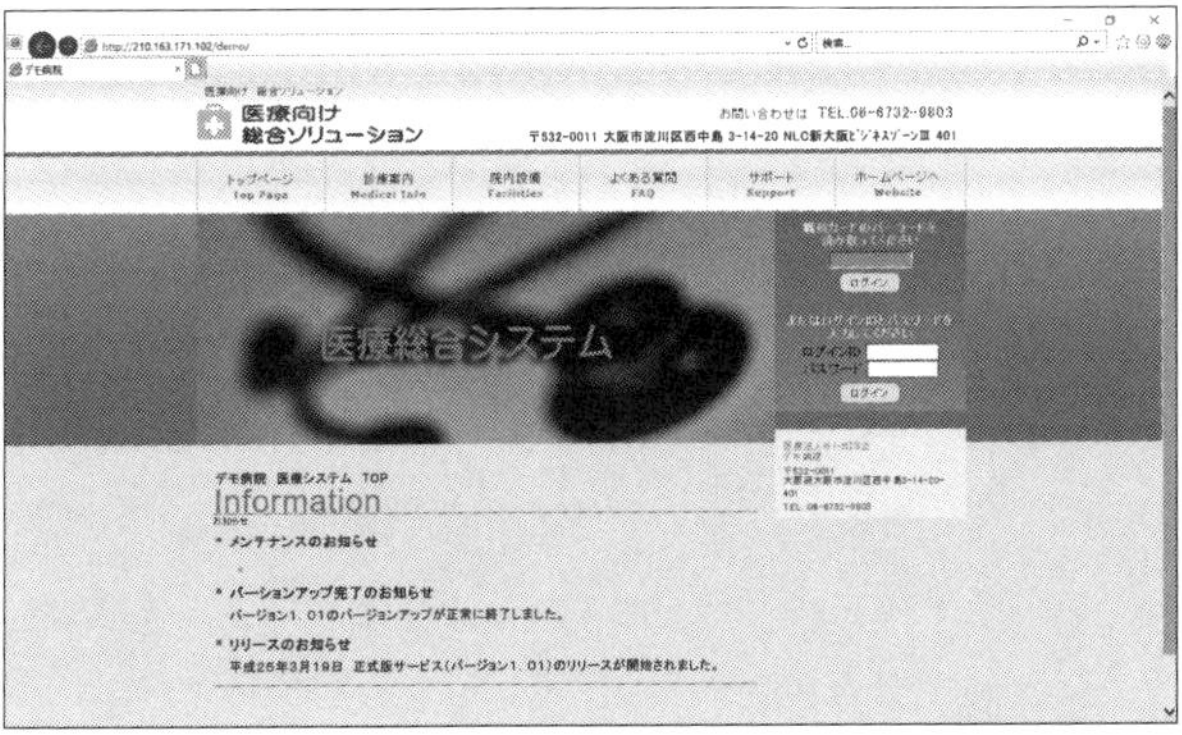

ビューア画面

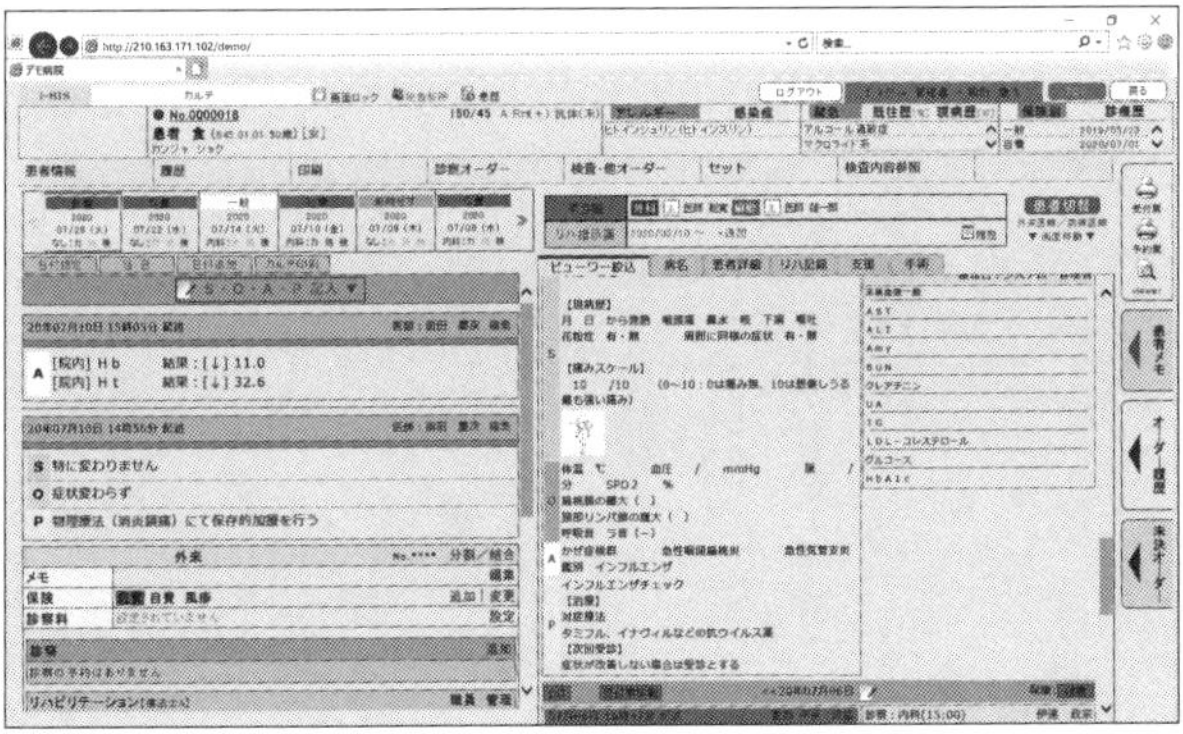

画像提供：株式会社イメージ ワン

ＳＯＡＰ形式だからより分かりやすい

患者の状態を誰の目にも明らかにして、医師がどのような計画のもと治療・支援を指示しているかの過程を視覚化する方法がＳＯＡＰ形式です。カルテを記録する際の記入方法であり、Ｓは主観的情報（subjective）の頭文字で、息苦しい、胸のむかつきがおさまらないといった症状について患者が自分の主観で訴える内容のこと。Ｏは客観的情報（objective）を指し、バイタルサインや具体的疾患に端を発する症状など、診察や検査に基づく情報です。Ａは評価（assessment）で、ＳやＯの内容を医師がどのように分析・解釈し、総合的評価（診断）をしたかという情報です。Ｐは治療計画（plan）のことで、診断結果をふまえて患者をどう回復に導いていくか、治療方針・具体的な治療内容・薬の処方のほか、必要に応じた生活習慣の指導内容なども含まれます。

電子カルテを開いた医師や看護師の目に飛び込んでくるのは、紙時代に見慣れた標準的記載方法・ＳＯＡＰ形式のフォーマットです。操作にさえ慣れれば、カルテ記入にかかる

テンプレート選択

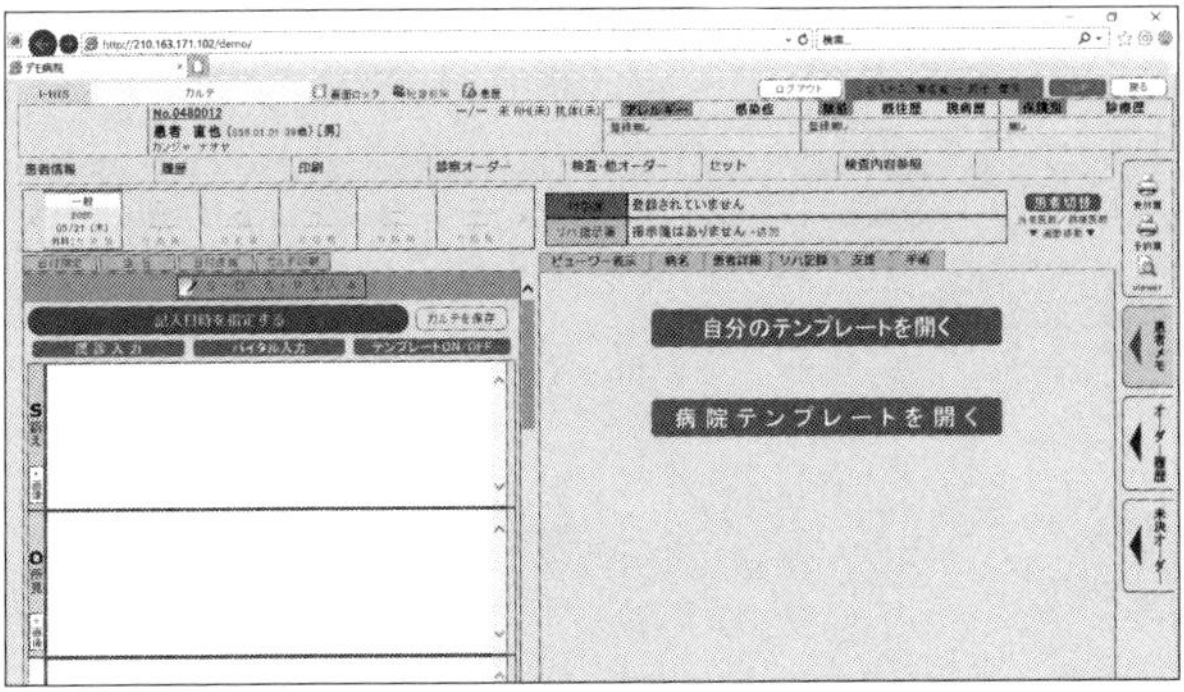

テンプレート入力

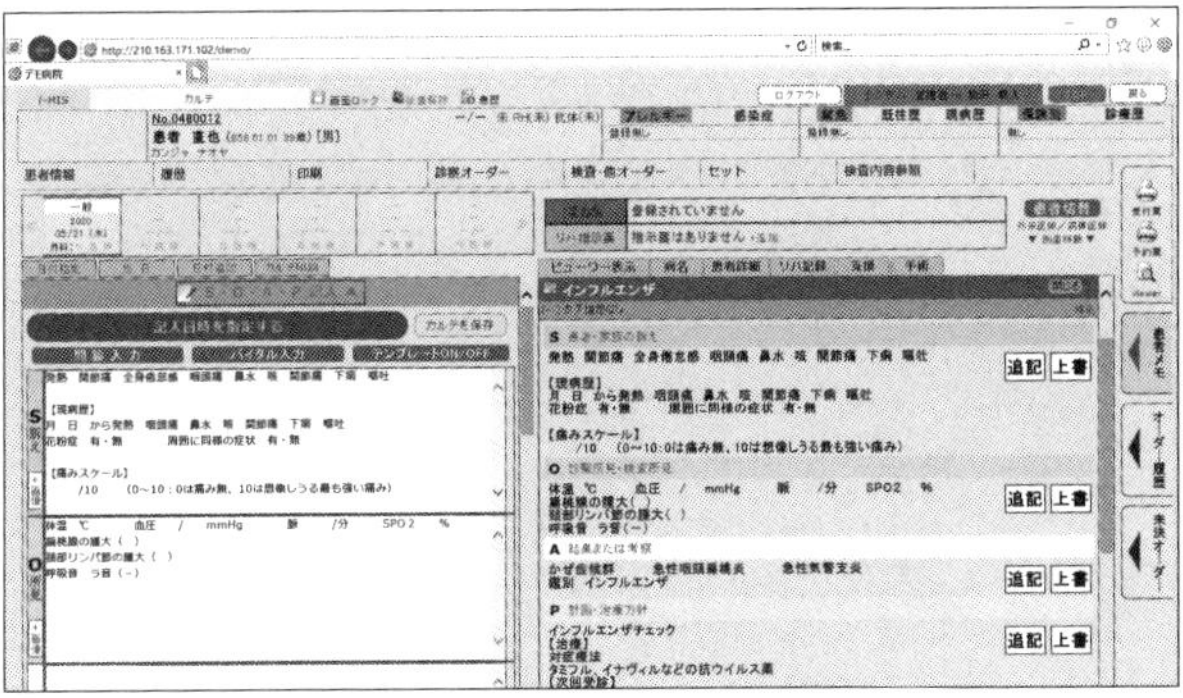

画像提供：株式会社イメージ ワン

時間の大幅短縮が期待できます。なぜそう言い切れるのかというと、電子カルテには定型文等の登録機能など、繰り返し同じ内容を入力する手間を省略する機能が充実しているからです。

例えば「前回どおり」を意味するDOなどの医療用語ほか、医師がよく使う単語や文章を登録しておけば、ワンクリックで数行の文章を入力することができます。定型文の登録と入力については、単語や文章のほか、よく使うオーダーや医師の所見も丸ごと登録しておけます。

電子カルテの画面や入力の設定はログインIDに紐付いていますから、医師一人ひとりが使いやすい入力方法をカスタマイズしていくことが可能です。医師Aが自分の端末から電子カルテのシステムにログインすれば、過去に本人が設定したとおりの画面配置や入力設定で引き続き閲覧、入力が可能です。同じ端末で医師Bがログインすれば、医師Bが設定した画面配置や入力設定で電子カルテを扱うことができます。

デジタル表示なので誰でも判読が容易

閲覧や入力で省ける手間の一つひとつは細かなもので数秒から1分程度のものですが、カルテを見るごとに行う操作であるため、大きな時間コストの削減になることは間違いありません。また、忙しい医師はついカルテに診療記録を走り書きしたり、論文などで見慣れた英語・ドイツ語表記を使ったりします。こうした内容を読み解くのは、看護師をはじめ医事課職員、コメディカルのスタッフにとっては至難の業ですが、医師の時間を奪うまいと過去のカルテを参照して解読を試みているとも聞きます。

端末入力なら、走り書きよりも素早くカルテを書き切ることができるうえ、デジタル表示の文字ですから誰にでも判読可能です。看護師は医師の文字を解読するという無駄な時間から解放されます。つまり、医師だけでなく看護師の時間コストも短縮できます。

カルテには「症状が起きている体の部位の図を記しておきたい」というニーズもあるかと思いますが、体の主要部位の図は登録されているので、これを呼び出してカルテに貼り付けることができ、そこを○で囲んだり、ちょっとした線を描き足したりしたい場合は、マウスを用いるほか、ペンタブレットの使用も可能です。少し練習が必要ですが、慣

病名登録　検索方法選択

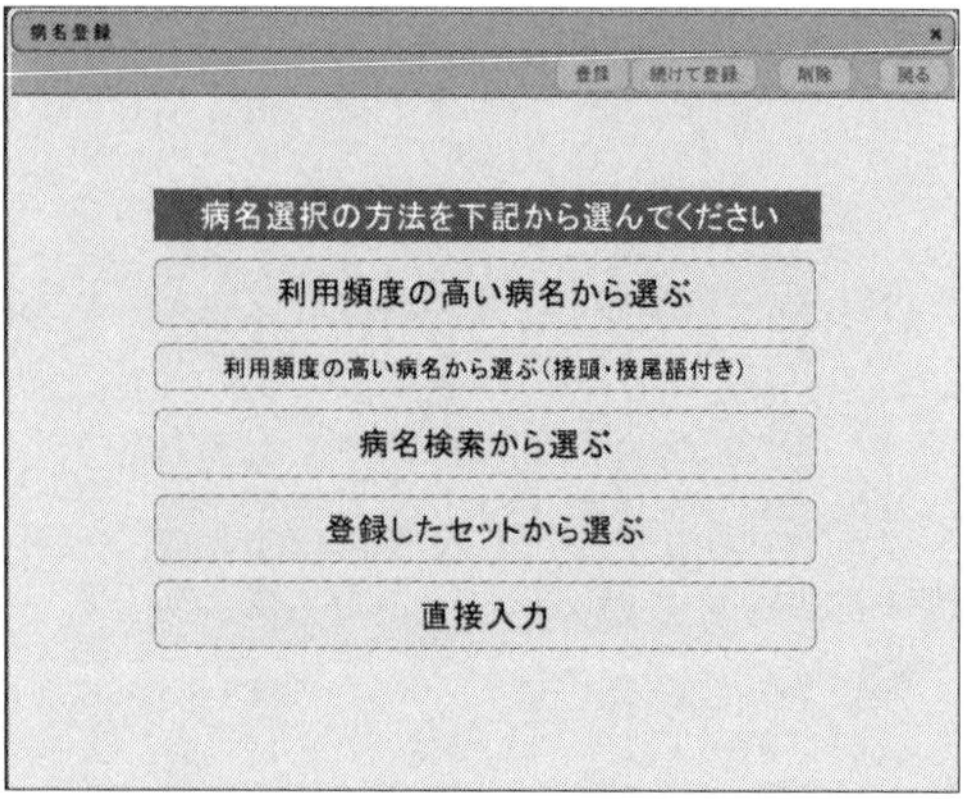

病名登録　利用頻度の高い病名

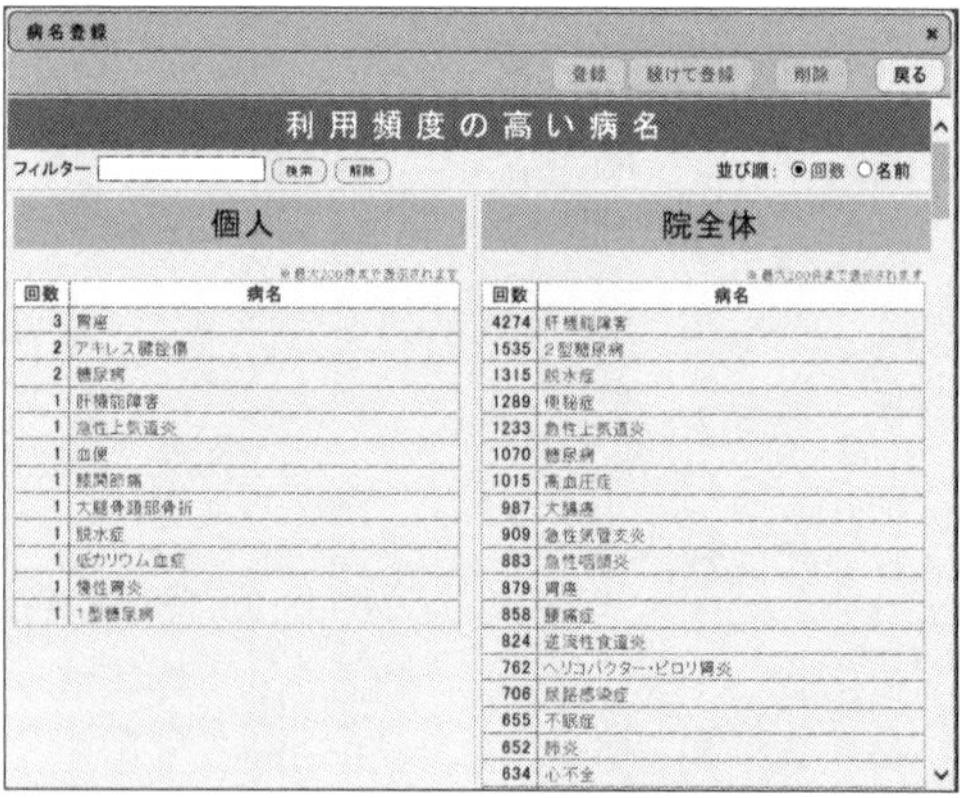
病名登録
×
登録
続けて登録
削除
戻る
利用頻度の高い病名
フィルター
検索
解除
並び順：
回数
名前
個人
回数
病名
3 胃瘻
2 アキレス腱損傷
2 糖尿病
1 肝機能障害
1 急性上気道炎
1 血便
1 膝関節痛
1 大腿骨頭部骨折
1 脱水症
1 低カリウム血症
1 慢性胃炎
1 1型糖尿病
院全体
回数
病名
4274 肝機能障害
1535 2型糖尿病
1315 脱水症
1289 便秘症
1233 急性上気道炎
1070 糖尿病
1015 高血圧症
987 大腸癌
909 急性気管支炎
883 急性咽頭炎
879 胃癌
858 腰痛症
824 逆流性食道炎
762 ヘリコバクター・ピロリ胃炎
706 尿路感染症
655 不眠症
652 肺炎
634 心不全

画像提供：株式会社イメージ ワン

病名登録　登録画面

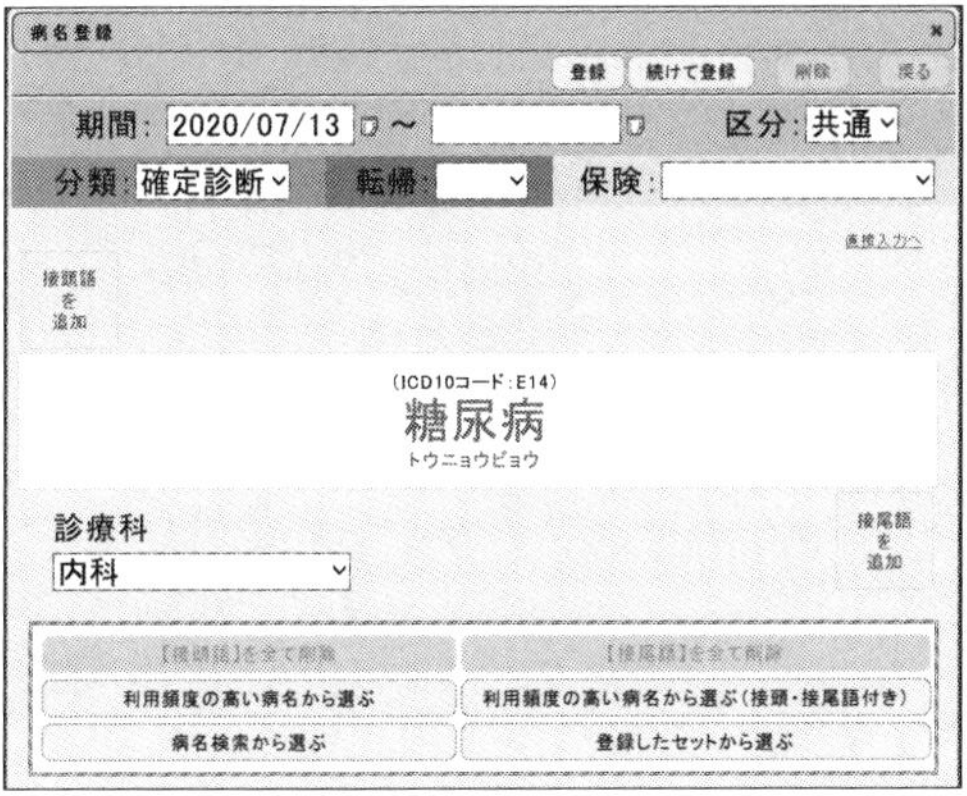

シェーマ描画

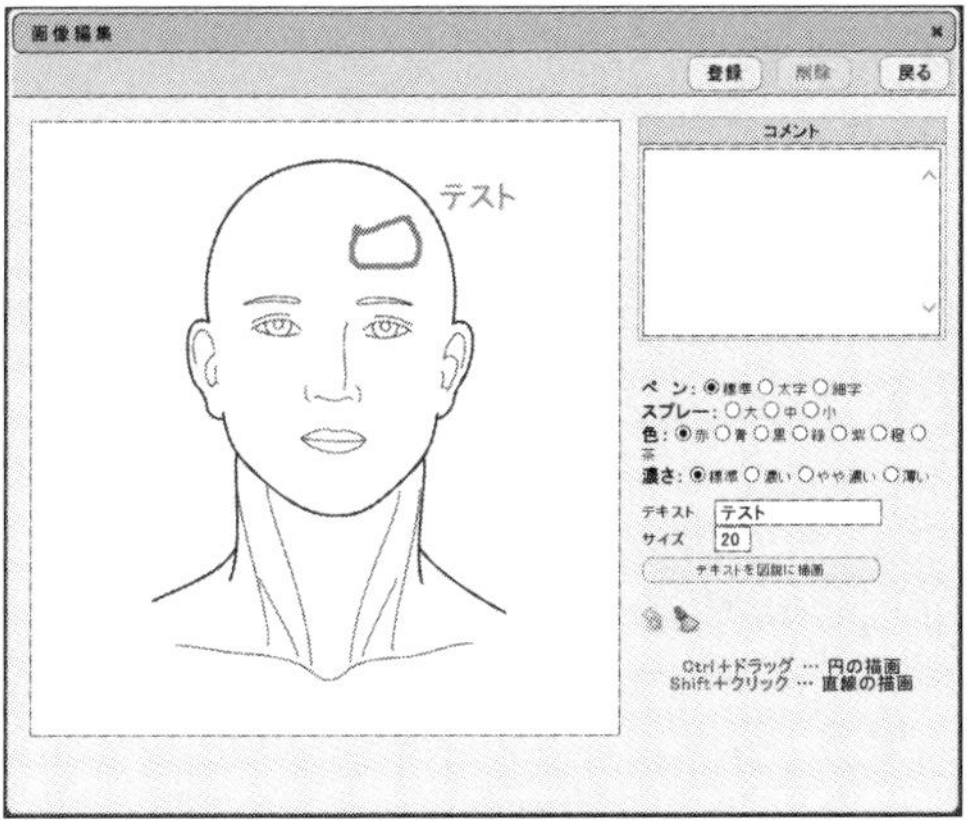

画像提供：株式会社イメージ ワン

れてしまえばそれによって手間が増えたという印象にはなりません。

さらに入力の際に便利な機能としては、薬剤の併用禁忌についてアラートが表示されることです。患者がすでに複数の薬を服用している場合、当日処方の薬がそれらと飲み合わせてよいものかどうか、用法用量のチェックを含め確認することもできます。あまりに込み入った内容であれば薬剤師に相談したり、最新の詳細情報のデータをシステムにインストールしたりする必要がありますが、基本的な薬剤情報は電子カルテシステムに含まれている場合もありますので、カルテを記入する際に追加の確認や問い合わせで各所に負担をかけるプロセスを減らすこともできます。ただし、薬剤情報が付随するかどうかや情報の程度は電子カルテシステムごとに異なりますので、この点は注意が必要です。

クラークによる入力代行も安全に行える

病院によっては医師の指示のもと、カルテの代行入力などをするクラークという職員が存在することがあります。カルテをクラークが確認し、医師の許可を得て入力を代行するわけですが、電子カルテでももちろん医師はクラークを活用して仕事をすることは可能です。秘書機能付き電子カルテと呼ばれていますが、このような電子カルテを使用すると、医師・クラーク双方の手間が軽減し、細かな作業が効率化できます。

秘書機能を利用するには、まず電子カルテシステムにクラークが自分のアカウントでログインします。医師の指示に従って患者の情報を入力し、その内容を医師が確認・承認すれば電子カルテに反映され、以降は権限がある人なら誰でも閲覧できるようになるという仕組みです。

このとき、電子カルテには作業そのもののログ（経緯の記録）が残りますから、「誰が書いて、誰が承認したのか」があとで分からなくなるというトラブルの心配はありません。一度書いたカルテを誰かが修正した場合、どのＩＤで修正されたのかも日付および時刻とともにきちんと記録されています。情報が錯綜して事故を招くといった危険はありません。

電子カルテシステムのなかには、クラークのアカウントで他部門への検査のオーダーまで出せるものもあります。医師の指示があってこそのオーダーですが、入力はクラークアカウント、オーダーは医師アカウントと作業ごとにいちいち切り替えていては面倒です。それを回避するのが、オーダー権のあるクラークアカウント・秘書機能を搭載した電子カルテなのです。このような機能をもつ電子カルテでは、オーダーを医師が承認したという記録がきちんと残るようになっています。

ちなみに、クラークアカウントからのオーダーができない電子カルテもありますが、面倒だからといってクラークが医師アカウントでログインし、その状態でカルテに入力したりオーダーしたりすることは医療法違反に当たります。紙カルテを直接クラークが書き込むに等しい行為と見なされます。

さまざまな情報を自由に取り出す

客観性のある記録を蓄積できるのも電子カルテの特長です。カルテ入力、オーダリングについても、依頼内容とその結果は随時電子カルテの画面から閲覧可能になります。

治療方法だけでなく、治療を受ける本人である患者情報も詳細に記入することができま

ビューアタブ　病名

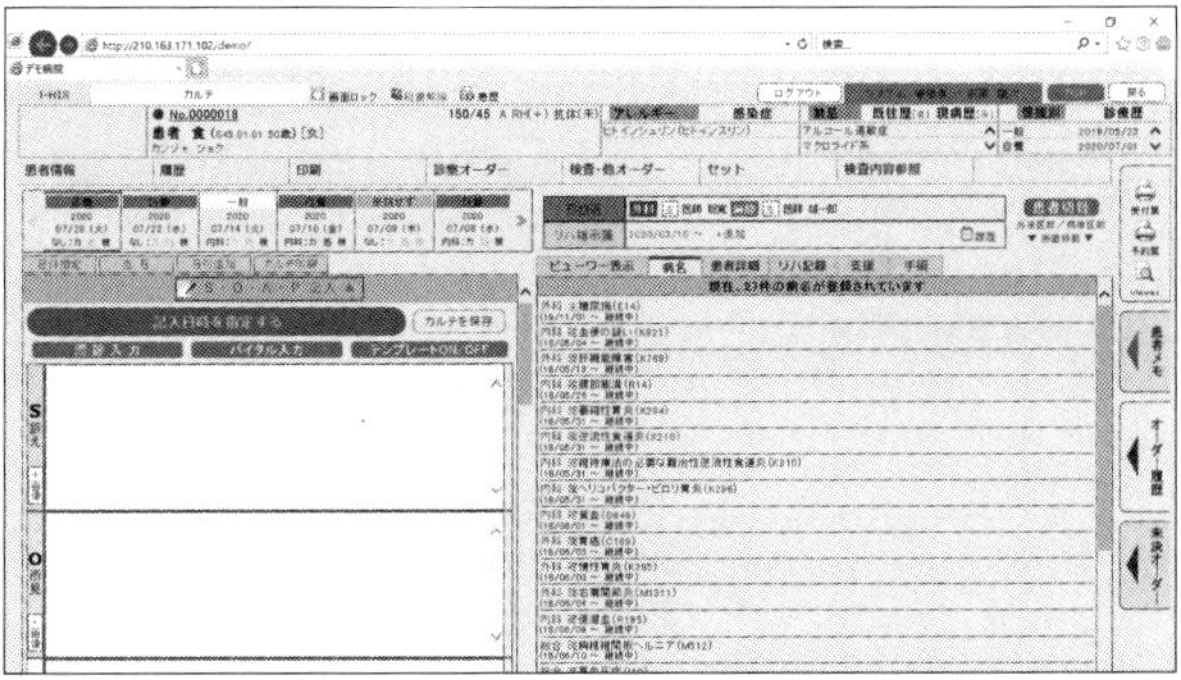

ビューアタブ　患者詳細

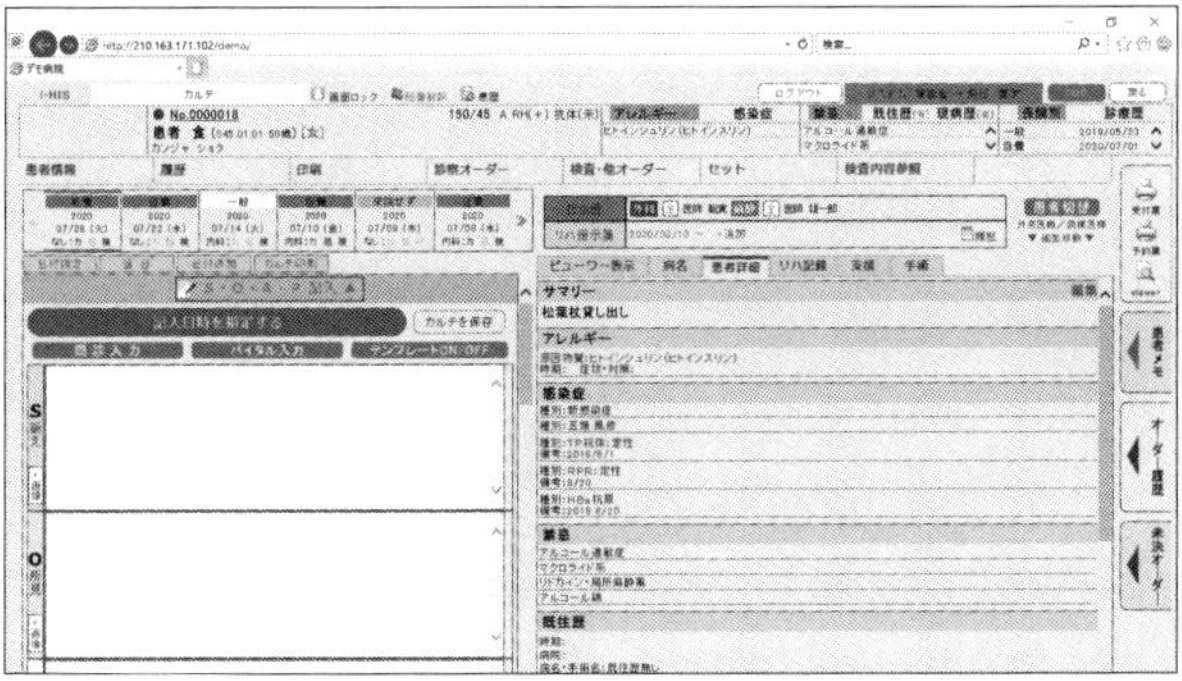

画像提供：株式会社イメージ ワン

ビューアタブ　手術

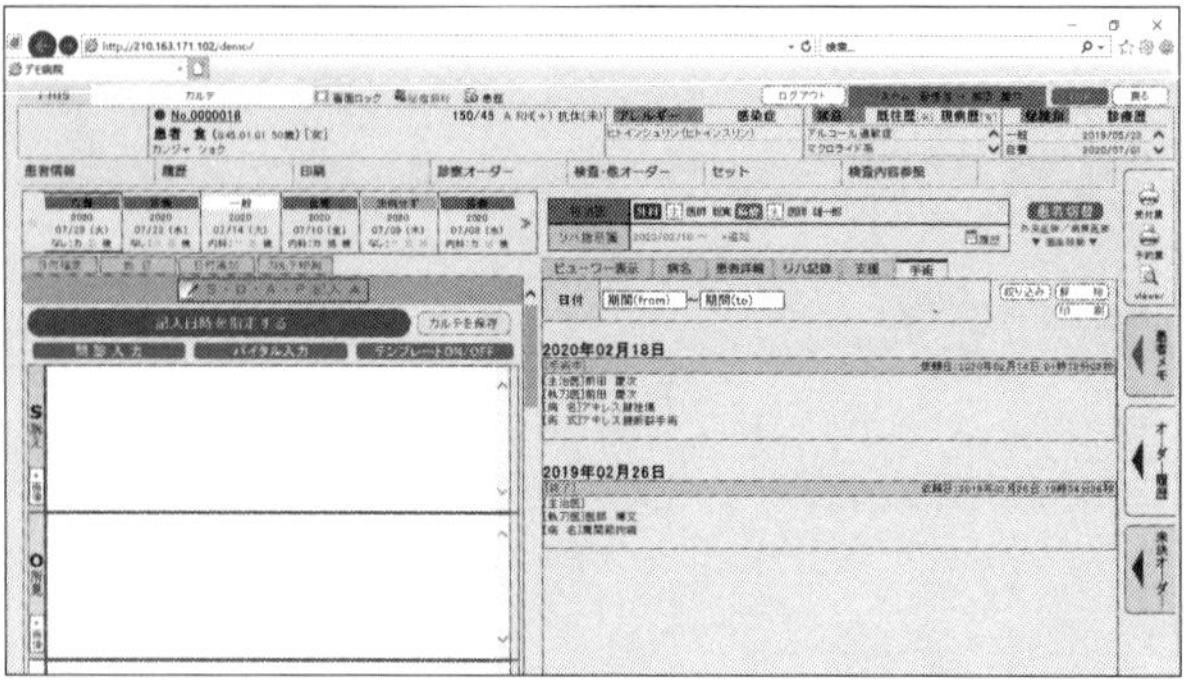

ビューアタブ　リハ記録

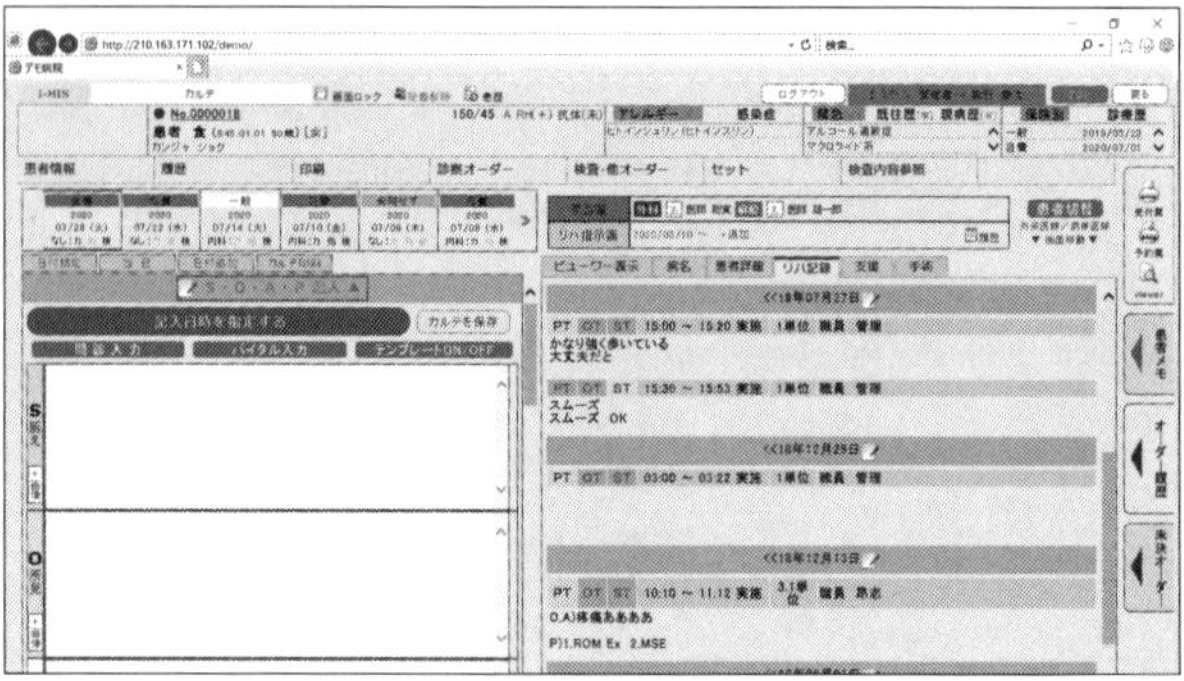

画像提供：株式会社イメージ ワン

検査結果

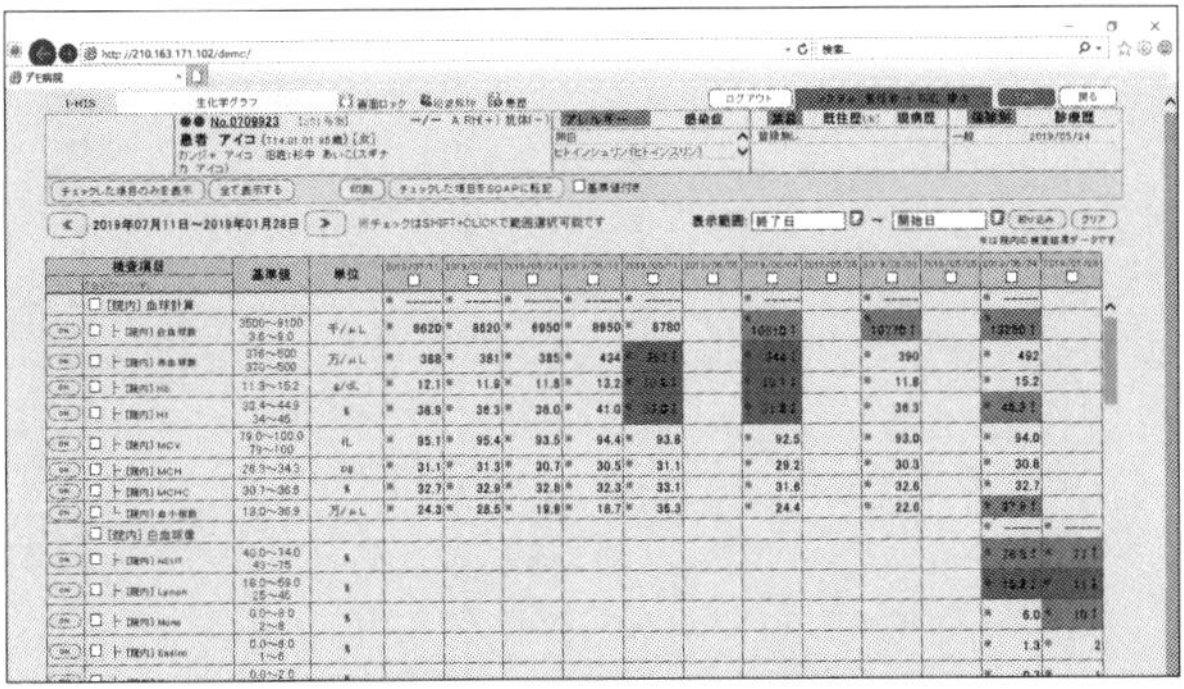

画像提供：株式会社イメージ ワン

す。バイタルデータのほか、患者にアレルギー、感染症、禁忌、既往歴があれば、標準医療以外のアプローチを検討しなければなりません。このほか患者の希望を受けての問診票、診断書、紹介状、同意書などの作成・印刷、その後の管理も一貫して行える電子カルテは、事務サポート機能も充実しています。すべてが同じ画面で行える感覚ですから、いちいちアプリケーションを切り替えたり立ち上げたりする必要がなく、パソコンの動作を待つ時間も減らすことができます。

②オーダリング機能で他部署とスムーズに連携

院内を移動する時間がワンクリックに集約

医師は必要に応じて院内各所にオーダーを出し、患者を検査します。医師の情報を伝えて、血液検査、CTやMRIなどの適切な検査を行うわけですが、ブレーンとなる医師と検査部門とのスムーズな情報連携は欠かせません。この連携がうまく取れていないと、それだけ患者を待たせることになり、病院全体で対応できる一日の患者数も減ってしまいます。収益面向上のためには、ぜひともベストパフォーマンスを追求したい部分であると考えています。

紙カルテの時代、複数の診療科と検査室を設けた病院では、オーダーが書かれた専用の用紙をクリアファイルなどに入れ、看護師が検査室に持って行く、といった方法が採られてきました。古い病院では、四六時中看護師がクリアファイルを持って走り回っている現場も少なくありません。

看護師が伝達に出る間、外来に配置された人員は一人欠けることになります。患者が混み合っていると、看護師はさらにバタバタします。「不明点を聞こうにも、看護師さんに話しかけるタイミングがない」「ずいぶん待っているのに気にかけてくれる様子もない」といって、我慢している患者もいるかもしれません。

電子カルテに搭載されているオーダリング機能は、看護師が持ち場を離れざるを得ない要因だった伝達行動を丸ごとカットすることが可能です。オーダー内容を検査部門にネットワークで送信することができるからです。

具体的にはまず、医師が電子カルテを開いた状態でオーダリング画面を開きます。画面は放射線検査、生理機能検査、リハビリテーション処方依頼作成など、内容によってタブを選択して画面を切り替えられるようになっています。そこから必要な検査項目をチェックボックスなどで選択し、さらに必要な情報を入れてオーダー確定の送信ボタンをクリックします。これで検査部門には患者の情報と検査内容が伝わり、オーダー内容が検査部門の端末の画面に表示されます。医師のオーダー操作には看護師は1秒も関わる必要がありません。つまり、看護師というプロ人材に院内をただ「運ぶ」という単純作業を繰り返さ

一般X線オーダー

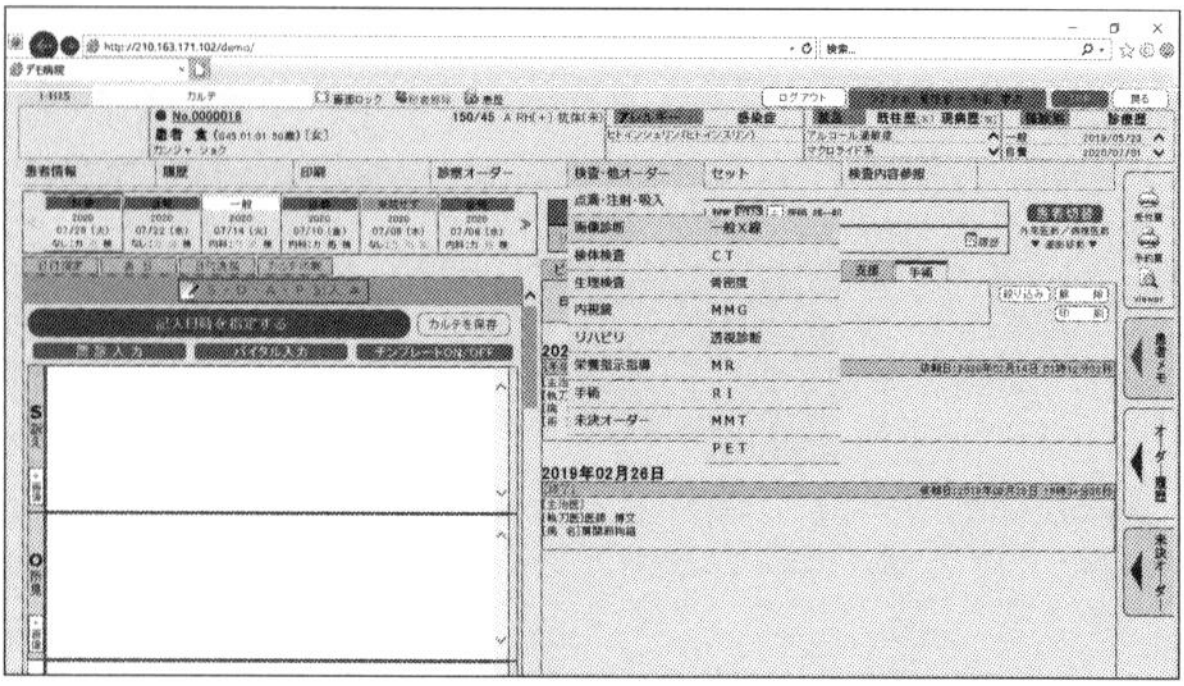

一般X線オーダー　病名登録

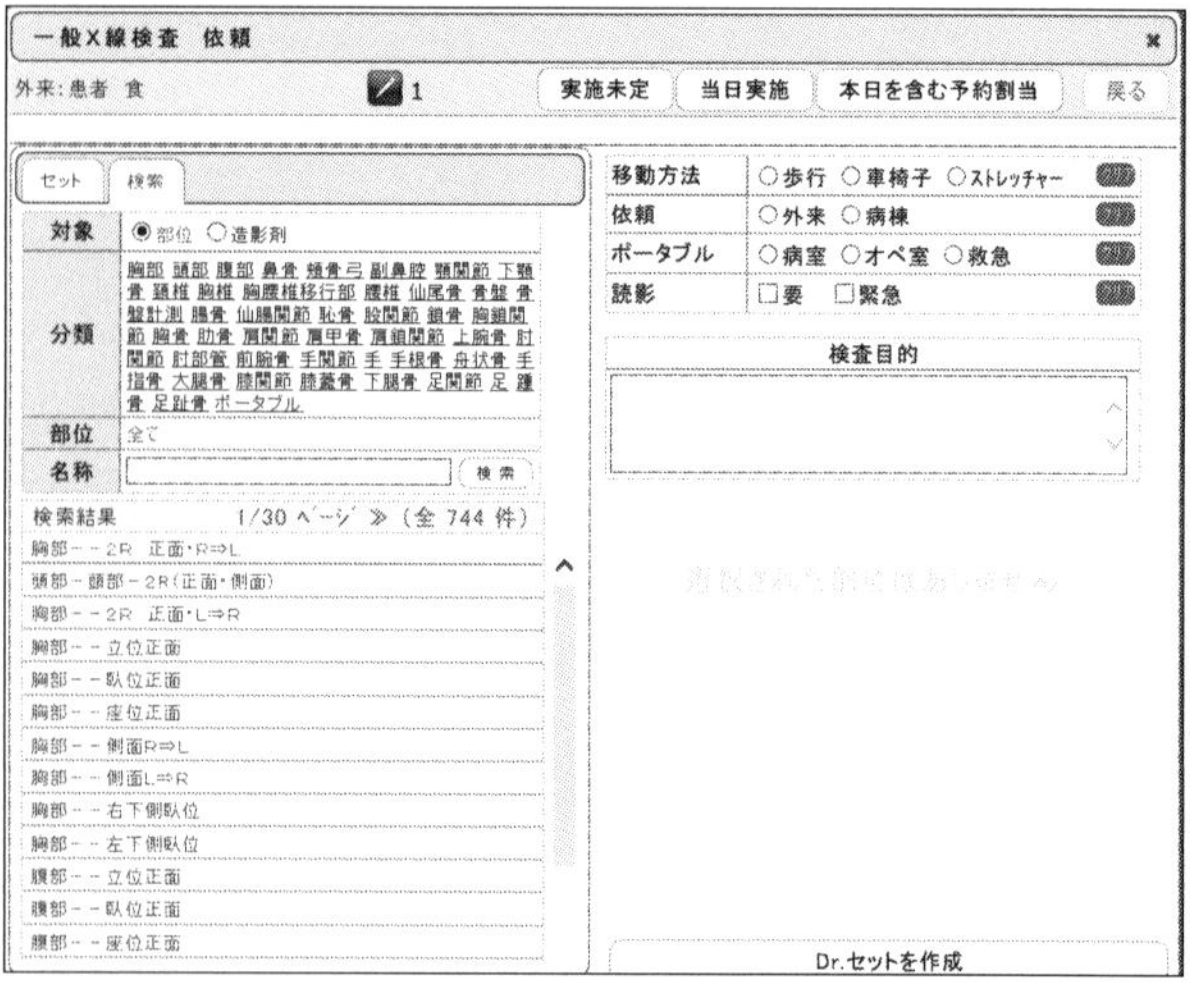

画像提供：株式会社イメージ ワン

せていた時間がゼロにできるということです。

看護師を本来の役割でもっと活用できる

こうして移動時間と労力を節約できることで、看護師は「待ち時間で体調が悪化している患者がいないか」「手をお貸ししたほうがよい方はいないか」といった、より看護師としての役割力を注げるようになります。オーダリングファイルを運ぶといった誰でもできるお使いではなく、看護力を発揮する仕事に向かうことができるのです。本来期待されている役割にもっと時間と手間を割けるようになれば、看護師はきっと現場によりやりがいを感じられるはずです。

オーダリング機能のメリットはまだあります。患者に関わるすべての部門がその情報を閲覧できるので、検査室への到着があまりに遅い際は、「検査過程のどこかで気分を悪くされているのでは」といった異変にいち早く気づくことができます。また、順調に検査を済ませている様子も確認できるので終了時刻の目処も立てやすく、おおよその段取りを事前につけやすくなります。病院には緊急事態がつきものですが、だからこそ先の展開が見えているものは一つでも多いに越したことはありません。

検査内容を再度入力する二度手間を解消

電子カルテを導入していない病院では、検査室に届いたオーダーをその部門の専用システムにもう一度打ち込む工程が発生しており、担当者はかなりの労力を費やしています。

電子カルテと部門システムを連携させていれば、電子カルテから送信したオーダーはそのまま各部門システムに反映されます。担当者には面倒でしかなかった転記作業がゼロになるため、ここでも大幅な効率化が期待できるようになりました。とはいえ、電子カルテによっては既存の部門システムとの連携がデフォルトの設定では不可能だったり、対応には追加でオプション料金がかかったりするものもあります。検討段階では、このあたりの連携機能がどの程度最初からサポートされているのか、必ず確認することが大切です。

検査を終えた患者は、再び医師の待つ診察室へと戻ってきます。そこには検査結果がオンラインですでに届けられています。そこで医師は検査内容をふまえた診断結果を伝え、薬の処方や次回予約の受付を行います。

電子カルテは、仕様にもよりますがカレンダー上に予約状況が一覧表示されるものが一般的です。予約で混雑している日、比較的空いている日がひと目で分かります。日時をクリックすれば、その日の細かい予定が表示され、10〜11時枠は埋まっているけれど11〜12時ならば受付可能といった時間単位の空き状況も確認できます。カレンダー画面にはほかの患者の個人情報は表示されないので、必要ならば画面を一緒に確認して、「次の予約はこの日時でどうでしょう?」と相談をすることもできます。

予約受付は、その時間枠をクリックすれば完了し、データをプリントアウトすれば患者に渡す次回受診用のバーコード付き受付票も発行できます。処方箋も薬剤を指定すれば、出力可能な状態で薬剤科または精算部門にデータ送信され、データ受付先でも手間がかかりません。

③病院全体を効率化する部門支援機能

薬剤科の支援機能で確認作業や問い合わせの手間を減らす

せっかく処方してもらった薬と常用している薬との飲み合わせがよくなく、かえってコンディションが低下してしまった、ということを未然に防ぐのが薬剤服用歴の共有と最新薬剤の情報です。共有性が高く、最新薬剤情報を定期的にアップデートできる電子カルテが飲み合わせの管理をしっかりと行っているからこそ、医師や薬剤師は適切な薬剤の提案が可能となります。

入院患者が使う薬は院内で処方されています。電子カルテがあれば、医師は回診しながら薬剤をオーダーできます。その処方指示は薬剤科の専門システムに送信、データは処方箋フォーマットにそのまま反映され、プリントアウトすれば処方箋の出来上がり、という流れになります。

この際、電子カルテと薬剤科の専門システムが連携していなければ、処方内容を伝えるために看護師が入院病棟と薬剤科とを往復する労力がかかります。処方指示を受け取り、不明点があれば薬剤師もまた医師を訪ねて入院病棟、医局、外来のどこかにいる医師を探し回らなければなりません。

外来患者については、精算窓口で処方箋だけを受け取り、病院の門前にある調剤薬局で薬を受け取るのが一般的ですが、処方箋を持ち込んだ調剤薬局の薬剤師がその内容に疑問を感じれば、電話で医師に問い合わせることもあります。

医師は正確性を期するために患者の薬剤服用歴を確認し、問い合わせに答えますが、ここでも電子カルテと紙カルテとではスピードが違います。紙カルテから薬剤服用歴を探そうとすると、ページをめくるしかありません。1ページに何枚も貼り足している場合、それもいちいちめくって確認する必要があります。

一方、電子カルテであれば検索機能を使えます。患者番号などで検索をすれば、直近の薬剤服用歴はもちろん、診療の記録も時系列で表示されるので、回答までにかかる時間を大幅に削減できます。服薬指導の状況、院内にある薬剤の在庫マスターなども電子カルテから確認できるため、必要な薬剤を取り寄せる必要があるのかどうかもすぐ分かります。

処方箋　用量入力

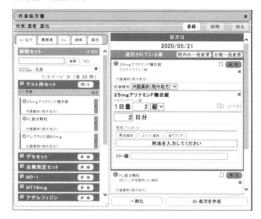

処方箋　薬品情報

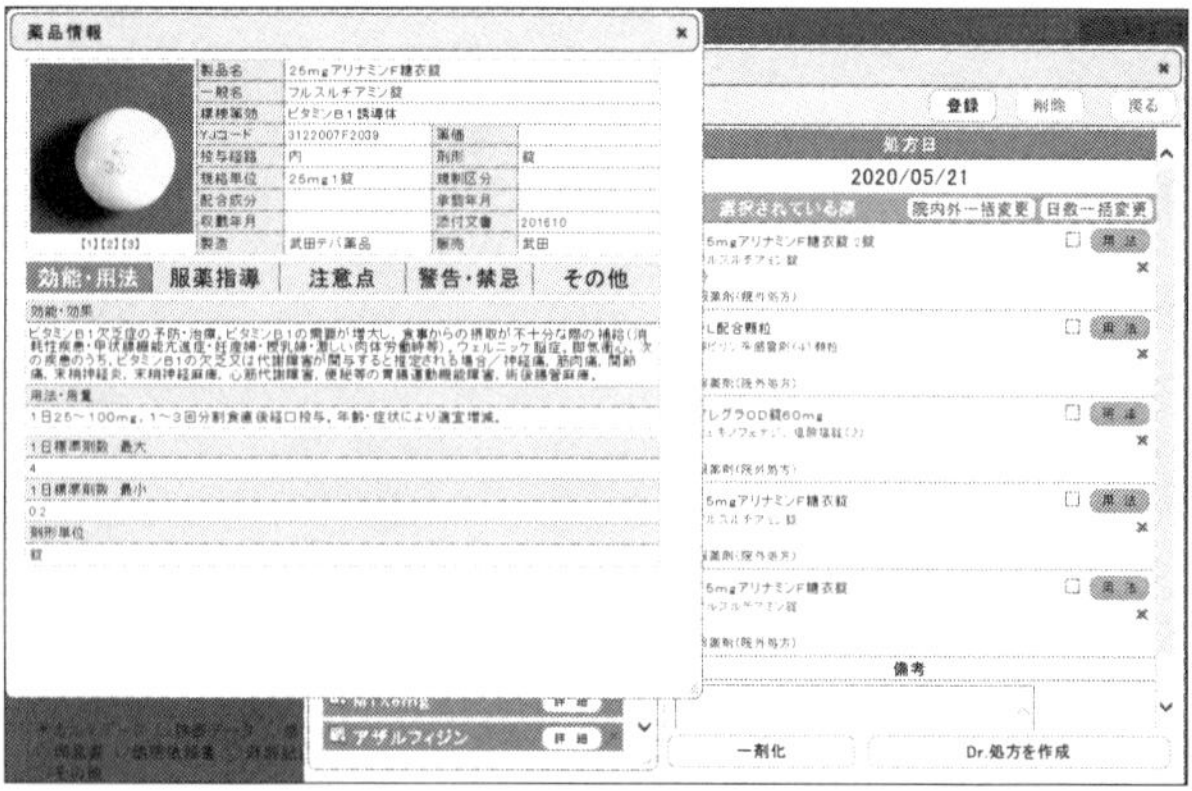

画像提供：株式会社イメージ ワン

処方箋　用量超過アラート

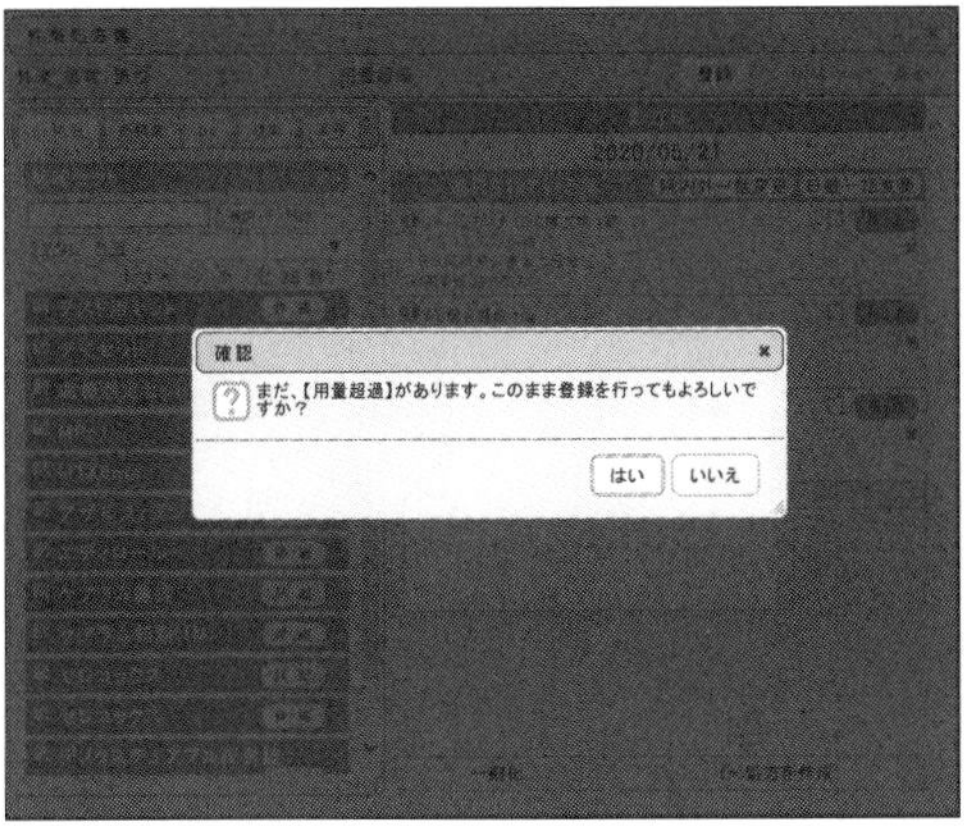

画像提供：株式会社イメージ ワン

このようにさまざまなポイントでかかっていた時間を大幅に削減できるため、もちろん患者を待たせる時間も減っていきます。結果、患者満足度にもよい効果が生まれることが期待できます。

看護師の看護計画について情報共有できる

電子カルテとは患者情報の集まりですから、患者に対するケアの一環として多くの場合、看護師の働きについても情報共有が可能になっています。

患者に関わる時間・密度は、看護師も相当なものがあります。そのような立ち位置だからこそ、看護師の主観的情報・客観的情報は医師が治療計画を立てるうえで、とても役立つ要素です。

電子カルテ搭載の看護支援機能には通常、観察計画・ケア計画・教育計画からなる看護計画フォーマットが用意されています。看護計画は、同疾患の標準的な回復期間を目安に作成が可能です。看護計画に照らして実際の患者の状況はどうかといった回復度合いを看護師は定期的に評価し、その状態を医師に報告し柔軟に計画を練り直したりしますが、紙の資料がベースの場合だと資料の扱いは煩雑で、保管、検索、修正などいちいち手間がかかります。

電子カルテなら看護師が入力する場所と医師がその情報を確認する場所は離れていても、医師は情報を閲覧できます。わざわざお互いが顔を合わせるために時間を取る必要がなくなりますから、看護師が患者対応業務などに専念する時間を増やすことが可能になります。

また、看護師は患者の状態を定期的に評価して医師に報告する必要がありますが、忙しければ後回しにしてしまう心配もあります。医師は医師で、報告が上がってこないときに

「あの患者さんはどうなった？」と、いつも必ず思い出せるわけではありません。

リマインド機能があることは、デジタルツールならではの便利さといえます。電子カルテなら、看護師の評価日へのアラート、医師へ報告を行ったかどうかのチェックも表示されますから、漏れを防ぐことができます。

看護計画のフローシート、ワークシートの入出力、総合計画書の作成など看護業務の効率化につながる機能が多数搭載されているのも電子カルテの特長です。

患者の栄養管理状態もすぐに確認できる

入院患者のなかには、疾患により食事の内容を管理する必要がある人もいます。病院では一般的に、医師が作成する入院診療計画書と患者の栄養状態をふまえて栄養管理が必要と判断された患者に関しては、医師や管理栄養士が別途、栄養管理計画書を作成しています。

電子カルテには、このような栄養管理を支援する機能も搭載されています。栄養管理計画書のフォーマットがあり、そこに必要事項を入力していけば計画書が出来上がります。計画に基づく適切な食事やその食事を提供するのに必要な食事札の出力も行える、かゆいところに手が届く設定がなされています。

看護計画と同様、栄養管理計画においても定期的に患者の様子をチェックし、栄養状態を評価した内容を医者は自分の診察室の画面から確認することができます。評価日の設定は患者ごとに行えますから、患者一人ひとりに寄り添った柔軟性のある計画立案と栄養指導を行うことが可能です。

過去データやほかの症状が似ている患者への対応についても簡単に振り返ることができますから、あやふやな記憶をたどる必要もなくなります。

④勤務計画データを勤怠管理に応用した人事管理機能

医療はチームで行うものですから、現場の人員体制に関する情報が見え、シフト管理も行うことができると、電子カルテシステムはさらに便利になります。

そこで電子カルテのなかには、人事管理の機能をもっているシステムもあります。具体的には看護師やそのほかの職員のシフト作成と、シフトに対して実際の勤務はどうだったかの勤務実績が登録でき、当日の体制を確認したり先々のシフト体制やチーム編成を決めておいたりできる機能です。勤務実績とは、言い換えれば勤務時間です。勤務実績のデータを給与ソフトと連携させれば、経理関係の手間を省略することも可能になります。データをわざわざ経理課に渡し、経理のほうでも確認しながらデータを入力し……といった作業がなくなります。膨大な職員の勤務実績を目視・手入力でシステムに入力していく労力が削減できますから、給与計算を行う事務作業にかかる時間を大幅に減らすことが可能となります。

電子カルテの人事管理機能は、現状オプション機能として導入コストとは別途見積もりになるケースが比較的多いです。費用対効果を考えると目先のオプション費を惜しむよりも、「長い目で見れば安かった」という結果に至る場合もあります。

電子カルテに求められる3つの原則

カルテの電子化が認められたのは、1999年のことでした。それまではどの病院も紙カルテで患者の記録をつけていました。

カルテは法律により、最低5年間の保存義務があります。また、診療記録とは連続性をもった情報です。法律に従っているからといって、「最後の受診が5年前の今日でした、だからそれ以前の分はすべて処分します」というわけにはいきません。5年以上なんらかの疾患の治療を受けている人は大勢います。何年も前に治療したきりずっと音沙汰のなかった人が突然やってきて、診療を求める可能性は決して小さくはありません。

そこで、古いカルテも結局「もう少し残しておいたほうが安心」という結論になりがちでした。やがて患者の数だけカルテは増え、どの病院も置き場所に困るようになっていきました。

こうした医療機関の頭痛のタネを解消すべく考えられたのが、カルテの電子化でした。この電子化にあたり、厚生労働省は3つの原則を提示しています。

まず1つ目は、真正性をもたせることです。真正性とは、厚生労働省のガイドライン(『医療情報システムを安全に管理するために「医療情報システムの安全管理に関するガイドライン」』2009年)によれば、「正当な人が記録し確認された情報に関し第三者から見て作成の責任の所在が明確であり、かつ、故意または過失による、虚偽入力、書き換え、消去、及び混同が防止されていることである。なお、混同とは、患者を取り違えた記録がなされたり、記録された情報間での関連性を誤ったりすることをいう」となっています。

つまりそのデータ作成の履歴が正確に残っており、患者ときちんと紐付いているということです。そのため電子カルテはいったん記録として保存したあとは、修正などを行う度に改定歴にログが残るようになっています。万一、どこかで改ざんされるようなことがあっても、どのタイミングで改ざんと疑われる修正がなされたかを絞り込めるようになっているのです。

2つ目は、カルテを見たときにすっと読めるような形になっていること、つまり見読性です。こちらもガイドラインによれば、「電子媒体に保存された内容を、権限保有者からの要求に基づき必要に応じて肉眼で見読可能な状態にできることである。ただし、見読性とは本来〈診療に用いるのに支障が無いこと〉と〈監査等に差し支えないようにすること〉であり、この両方を満たすことが、ガイドラインで求められる実質的な見読性の確保である」となっています。簡単にいえば、誰でも読める文字で書かれていることが要求されている、ということです。

3つ目は保存性が担保されていることです。保存性とは、同じくガイドラインでは「記録された情報が法令等で定められた期間にわたって真正性を保ち、見読可能にできる状態で保存されることをいう」と説明されています。カルテが果たす機能の重要性から、消失は絶対に起こってはならないことです。電子化したのはいいけれど、サーバーの電源が落ちたらデータが消えました、では話になりません。そうならないよう、データの管理はバックアップ体制をきちんと行うようにという意味です。

このような原則に従い病院移転を機に電子化に踏み切った病院の一つ、神戸市立医療センター中央市民病院が2012年の「神戸市立病院紀要」に掲載された「電子カルテ導入に向けた紙カルテPDF化の実際と成果」（神戸市立医療センター中央市民病院 医療情報部 加藤健司、谷口悦子〈診療情報管理士〉）で、そのコスト削減効果を報告しています。

この論文はインターネットで検索してPDFでダウンロードすることができます。

電子カルテによって年間約7000万円のコストカットに成功

神戸市立医療センター中央市民病院は、病床数768床で、30を超える診療科をもつ神戸市域の基幹病院です。年間退院患者は2万人以上、外来患者は毎日2000人ほど来院しています。

結論となる電子カルテ化のコスト削減効果を同病院では、年間約6960万円にも上ると算出しています。単純に比例して考えることはできませんが、200床規模の病院で導入しても、かなりのインパクトが期待できることは間違いありません。特に、カルテ管理業務の外部への業務委託コストをカットできたことが、大きな効果を呼んでいます。

この試算には入っていませんが、患者本人から診療情報などの開示請求があれば、患者に必要な書類をコピーする費用として、1枚につき数十円～100円程度かかります。入院期間や外来通院期間が長ければ長いほど、その枚数と費用は増えるわけですが、これも

［図表1］　処方箋　用量超過アラート

紙カルテPDF化による経費削減効果

紙カルテ運用に係る項目	紙カルテ使用（2010年度）	PDF化（電子カルテ参照）
	（単位：円）	（単位：円）
1 カルテ管理業務（委託）	60,220,933	0
2 カルテバインダー購入	2,533,000	0
3 カルテバインダー再生	808,500	0
4 カルテ管理システム（外来）リース・保守	3,460,680	0
5 自動保管庫（システマトリーブ）保守	2,576,700	0
合計	**69,599,873**	**0**

出典：電子カルテ導入に向けた紙カルテ PDF 化の実際と成果

電子カルテを導入していない病院では必須の費用となります。それが電子カルテを導入すると、ＰＤＦ形式などでＣＤ１枚にまとめてコピーして渡すことも可能です。このような費用のかさみやすい部分をカットできるため、患者への負担を求める必要がなくなります。これらの作業に対応する職員の負担も減らすことが可能となります。

加えて、カルテ庫を別の用途に使えるようになったというプラス効果も、この数字には含まれていません。カルテ保管庫だったスペースを診療で使ったり、従業員の働きやすさを支援するための場所に使うことができたら、従業員満足度や収益にプラスとなり経営改善の効果はさらに大きなものとなるはずです。

どうして電子カルテの導入は進まないのか

このように紙カルテを電子カルテに変えることは、病院経営上、大きなコスト削減につながります。しかし、これほどのコスト削減効果が実証されているにもかかわらず、いまだに200床規模の中小病院では、全国で4割程度しか導入されていないといわれていいます。その理由は大きく分けて3つあります。

理由1：導入に莫大な経費がかかる

電子カルテを入れること自体、巨額の費用がかかります。200~300床の病院に電子カルテを導入する場合、ざっと見積もって電子カルテ単体で3億円前後の投資が必要になるといわれています。電子カルテはそれだけを導入できるものでもありません。専用端末を新たに購入したり、データを保存するサーバー室を院内に設置するために不要物の廃棄や整理を行う必要があったりします。そのため、年間の保守費用だけでも3000〜4000万円ほどの経費がかかるとされています。

更新時にかかる費用もまた課題の一つです。設置型の電子カルテは一般的に、5年おきに契約更新のタイミングが訪れます。365日24時間フル稼働しているハードウェアは耐用年数に応じた更新が必要で、メーカーによる保守作業や5年間蓄積してきたデータを新しいサーバーに移行する作業にも、当然かなりのコストが発生します。

このようなサーバー入れ替えやデータ移行には一定以上の時間がかかり、その作業に対し、電子カルテシステムの業者は、導入にかかった費用の7〜8掛けの費用を求めることが一般的です。こうした更新条件を知り「更新の度に3億が飛ぶのか」と、導入を見送る院長・理事長も少なくありません。

理由2：病院内に「分かる人」がいない

電子カルテを導入する場合サーバー室を院内に設置しなければならず、電子カルテから入力するすべての患者情報などは、このサーバーに保存されていきます。つまり緊急時を除いては、この大切なサーバーの管理・維持は病院の職員が行わなければならない、ということです。そのためには、ある程度のＩＴに関する知識・スキルが必要です。これを聞いて、「うちの病院スタッフでは、とてもそんな管理はできない」と二の足を踏むケースもよく見られます。導入業者に人を回してもらうこともできますが、それはそれでコストがかさむことに直結します。

理由３：「義務化」までは紙カルテでしのぎたい

診療報酬を包括払いで処理するＤＰＣ制度によって、厚生労働省は各疾患に適用する医療の標準化を図っています。例えば、変形性膝関節症の患者には軟骨の摩耗状況に応じて薬剤治療で様子を見たり、その効果が薄ければ関節置換術に切り替えたり、手術後は既定の日数以内に退院してもらおう、といった選択をなるべく標準化（ガイドライン化）して、医療の質を全国的により均一にしていくことを目指しています。

もちろん完治していない患者を無理矢理退院させることはしませんが、「この疾患の患者の治療には統計的に〇日かかり、Ａ、Ｂの薬剤と、Ｃのアプローチが必要」というデータを集めていくなかで、「最も効率的な治療法」をそれぞれの疾患で確立したいのです。医療費の無駄遣いの削減も目指されています。

医療の標準化のためのデータ収集を後押しするのが、電子カルテの導入です。各病院がどのような治療をどのくらいの期間で行ったかは、電子カルテによって克明に記録されていきます。この記録を厚生労働省は吸い上げて、どの病院が適切な医療を提供しているか、どの病院がそうでないかを知りたがっているのです。

一方の病院側はＤＰＣ制度に電子カルテが重なることで、自院の治療プロセスが丸裸にされることに抵抗感を覚えています。手の内をすべて見られることには、何もやましいことはしていなくても心理的な抵抗感を覚えるものです。

医療のプロセスの透明化は本来よいことではありますが、あたかも自分のやり方が間違いであることを前提とするかのようなやり方を歓迎しない病院が存在することも事実です。あるいは、出来高払いでやっている病院には標準医療の確立が進んでしまうと、それが徹底されることにより受け取れる診療報酬が今より下がり、収益が悪化してしまうのではないかという恐れを抱いているところもあると思います。

さらに感情面でいえば、決裁者である院長・理事長クラスの人が、電子カルテを含む医療のＩＴ化に苦手意識をもっていることも導入が進まない一因です。忙しいなか、新しいことを始めるには労力以上に気力も必要です。次の世代が対応してくれればよいと、自分の代での導入を見送る人も一定数いるのです。

導入と維持管理コストを大幅に削減する次世代電子カルテ

業務の効率化やコストカットの可能性は十分感じていながらも、導入が進まない理由にはさまざまなものがあります。ただ、感情面はともかく物理的に最も大きな導入への障壁である「導入費」と「リソース問題」については、画期的な解決方法が登場しています。それが、クラウド型電子カルテと呼ばれるものです。

電子カルテシステムをクラウド型で導入すると、導入費もランニングコストも半分以下、あるいはそれよりも大幅に削減することが可能になります。

［第3章］

目まぐるしく進歩するIT技術〝クラウド型電子カルテ〟が導入コストの懸念を解消する

電子カルテにはオンプレミス型とクラウド型がある

電子カルテの導入環境には、オンプレミス型、クラウド型、そして両者のハイブリッド型があります。

オンプレミス型電子カルテ

オンプレミスとは、システムを動かすサーバーやソフトウェアなどの環境を自分の施設内に設置して運用する形式のことです。そこで、オンプレミス型電子カルテとは、これを導入する際に必要な情報システム設備を院内に設置する電子カルテのこととなります。この場合、電子カルテシステムと併せて、サーバー、プリンター、パソコン、ネットワークシステムなど電子カルテ運用に必要なハードウェア、ソフトウェアを別途購入する必要があります。

オンプレミス型電子カルテから送信したデータは院内のサーバーに保存されます。こうしたデータのバックアップやシステムのバージョンアップ作業は、多くの場合メーカーが行うため安心ですが、その分保守費用が高額にかかります。

ソフトウェア、ハードウェアの構成は基本的にはパッケージ売りである場合が多いため、自分の病院に合わせた構成をどうするべきか、といった点に頭を悩ませる必要はありません。細かな使い勝手についての調整は、これもメーカーに対応を任せることができますから、導入内容について判断に迷うという心配はまずないといえるでしょう。

クラウド型電子カルテ

一方のクラウド型電子カルテは、ベンダーが管理するサーバーにインターネットを介してデータを送り、保存しておく電子カルテを指します。オンプレミス型電子カルテが院内に自前のサーバーを置き、保守やバージョンアップの際はその都度メーカーの担当者の訪問を受けるのに対し、クラウド型電子カルテではサーバーを借りる形になるので、必要なメンテナンス作業は担当者が遠隔で行う形になります。細かい話ですが、業者訪問の管理や対応といった煩わしさは後者のほうが少し軽減できることになります。

何より病院とは違う場所にデータを保管できることは、災害時に病院本体とデータの両方が同時に被害を受ける事態を防げることにつながります。防災への備えという面では、クラウド型の方が断然有利といえます。

ハイブリッド型電子カルテ

クラウド型電子カルテにカスタマイズ性を追加したハイブリッド型電子カルテも存在しています。

病院内でデータ管理・システムの保守を行わずに済み、電子カルテの仕様も100%院内ニーズを取り込める優れものではありますが、追加する機能によってはオンプレミス型電子カルテよりもかえって高額になるケースも見られます。

クラウド型電子カルテならイニシャルコストが約半分に

クラウド型電子カルテは、病院内にサーバーを設置するオンプレミス型電子カルテにかかるイニシャルコストの半分以下の金額で導入することが可能です。

コストダウンの範囲は、導入費だけにとどまりません。オンプレミス型電子カルテを入

［図表２］　某病院（約 100 床）への初期導入費用・保守費用に対する比較

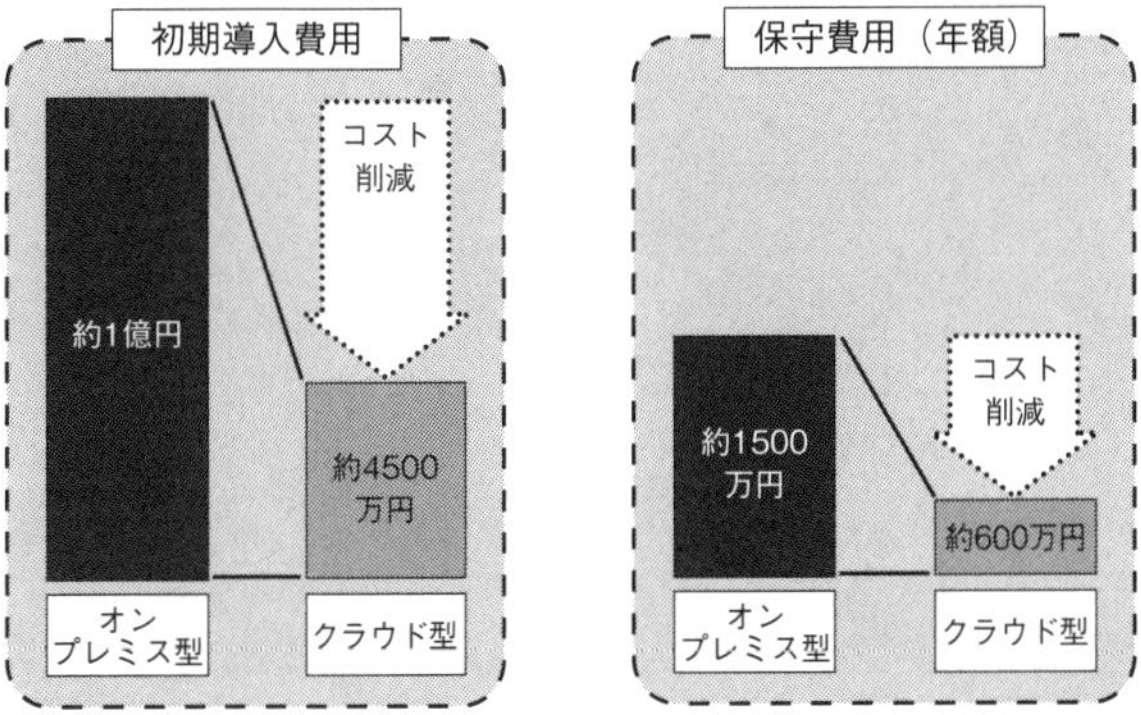

株式会社イメージ ワンの資料を基に作成

れる際には、病院内に別途情報システム室を設ける必要があります。これは病院の規模に応じた数のサーバーを購入しなければならないということを意味します。つまり、設置するハードウェアの分だけ、オンプレミス型はクラウド型よりもコストがかかるということです。

そして一度機導入したらもう安心とはならないのもつらいところです。システムにベストパフォーマンスを続けてもらうには定期的なメンテナンスと、およそ5年間隔でのソフト、サーバー機器の入れ替えが必要です。こうしたことにも都度費用がかかってくるわけですが、これらはオンプレミス型電子カルテに必須の設備投資であり、クラウド型電子カルテには不必要なものです。つまり「クラウド型電子カルテのコストダウンの範囲が、導入費だけにとどまらない」とは、オンプレミス型電子カルテが必要とする設備が不要なため、維持費はもちろん入れ替え費もかからないということなのです。

オンプレミス型電子カルテにかかるイニシャルコストと一年あたりの維持管理費からクラウド型電子カルテのそれを引いた差額は、図表2のとおり約6400万円にもなります。

そうはいっても、電子カルテが活躍するのは命を守る病院という現場です。安かろう悪かろうでは話になりません。しかし最も重要な機能面においても、クラウド型電子カルテがオンプレミス型電子カルテに引けを取ることはないので、その点でも安心だといえます。むしろ地域医療機関との連携に関しては、データのシームレス性が高いクラウド型電子カルテのほうが適している面も多くあります。

暗号化通信で送受信の安全性を担保する

とはいえ、いざ導入となればいろいろと不安を感じて当然です。そのため、まずはオンプレミス型とクラウド型を比較しながら、それぞれの特徴について解説していきます。オンプレミス型電子カルテとクラウド型電子カルテを比較するなかで、真っ先に挙がってくるのがセキュリティ面への不安です。

オンプレミス型電子カルテはクローズドな病院内ネットワークでのみ情報をやりとりしているため、第三者が侵入しづらい側面があります。厳密には保守用のリモート回線が外部のメーカー担当部署とつながっており、オンラインでサーバーの稼働状況は監視されているのですが、診療に関する重要な情報が病院外を流通するイメージはありませんから、その点では安心であるように思われるでしょう。

対するクラウド型電子カルテは、電子カルテベンダーが提供するサーバー（病院の外）でデータを保存・管理してもらうスタイルです。病院からサーバーへ情報を送信する過程で、個人情報の最たるものに当たる患者情報を読み取られたりはしないかと院長・理事長が心配するのはもっともなことだと思います。しかし、医業のスペシャリストである医師・看護師がストレスなく患者を診られるよう、情報の専門家であるベンダーはいかにサーバーの堅牢度を上げ、大切なデータを守っていくかという研究リサーチに日々膨大な時間を使っています。大切な患者情報は、高水準でのセキュリティ管理で担保されているといっても過言ではありません。

言葉だけではなく、取り組みにもその気概は反映されています。電子カルテに入力したデータは、VPNまたはSSL接続によって暗号化された状態でベンダーのサーバーへ送信されるため、第三者に漏えいするリスクは限りなく低くなっています。

VPNとは、インターネット上に特定のユーザーだけが使える専用ネットワークを構築することです。クラウド型電子カルテを利用している病院の場合、病院とデータセンターとを専用ルーターなどでつなぎ、情報を相互にやりとりすることになります。

専用ネットワークを通すから安心というだけではなく、送信し合うデータが盗み読みされたり改ざんされたりといったことがないようデータを暗号化し、さらには送り手と受け手にそれぞれ「確かにこの相手とデータをやりとりしています」という承認機能をもたせることで、セキュリティ性を高めています。

ＳＳＬは、ＶＰＮより耳にする機会が多いかもしれません。インターネットショッピングなどを行う際、私たちは住所氏名、メールアドレス、クレジットカード番号といった重要な個人情報をホームページから送信しています。ＳＳＬはブラウザとサーバー間でやりとりされるデータを暗号化する仕組みのことで、第三者が個人情報を違法に取得することを防いでいます。究極の個人情報ともいえる患者情報を流出から守るべく、病院とデータセンターとの間でなされる通信には、こうした細心の注意が払われているのです。

過去に起こった電子カルテのトラブルが示すもの

「暗号化通信を使っているといっても、電子カルテのトラブルは過去何度かあったはず」という懸念をもった人もいるはずです。あってはならないこととはいえ、確かに不定期に何かしら電子カルテまわりのトラブルが起こっています。

ケース1　情報伝達不足が招いたトラブル

いつまで経っても会計に呼ばれず、診察を終えた患者が精算待ちスペースに溢れる……といったトラブルが近年起こりました。これは、この病院が採用していたオンプレミス型電子カルテをバージョンアップしたことが発端だといわれています。

古い電子カルテを新しいものに変えた際に、電子カルテの操作面にもいくつか変更箇所が出ました。その一つが会計処理に関係するものだったのです。

もちろん病院側は全職員を対象に操作説明会を開催し、事前に対策を講じていました。それでも誤った操作が頻発され、それを訂正することと訂正後の正しい情報で精算をやり直す作業に時間がかかり、会計待ちに長蛇の列が発生するトラブルが起こったとされています。

ケース2　不意のシステムダウン

オンプレミス型電子カルテシステムがダウンし、一時1000台に迫る病院各所の端末が使えなくなる事態が起こりました。システムの不具合に職員が気づいたのが早朝5時半、それからすぐに病院内の情報システム室で対策を始めましたが、その甲斐なく外来受付が始まる8時頃にシステムは完全にダウンしてしまいました。

電子カルテがダウンしたということは、これまで画面上ですべて表示されていたレントゲンなどの検査画像、採血結果などを検察室まで取りに行かなくては患者に見せることができなくなったということです。この結果急遽発生した非効率な状況のもと、病院側はあらかじめ外来患者に診察に時間がかかる旨を伝え、了承した人を対象にこの日の診療を始めました。

その間も必死の復旧作業は続きましたがシステムはいっこうに復調せず、仮サーバーを手配してトラブル直前までのデータをこれに移行することで、ようやく電子カルテ利用再開のめどをつけることができました。

後日明らかになった原因は、サーバーを導入した際の初期設定のミスでした。正しい設定に書き換えた正式なサーバーに仮サーバーへ一時移動したデータなどを移し替え、ようやくトラブルはおさまったといいます。

ケース3　ウイルス感染による悲劇

トラブルは、オンプレミス型電子カルテ導入からわずか2週間後に起こりました。突然電子カルテシステムにログインできなくなり、なんとかベンダー担当者がシステム復帰させたところ、「ウイルス感染」「データの暗号を解除するために身代金をよこせ」というメッセージが表示されました。

後日行われた調査では、このランサムウェアと呼ばれるウイルスに同一の院内ネットワークに属する2部門・複数サーバーが感染していたこと、そしてこのウイルスは外部ネットワークと電子カルテ管理端末を経由して、病院内に侵入した可能性が高いことが報告されています。

感染経路の詳細は不明のままですが、一般的にランサムウェアはスパムメールや改ざんされたサイトからの誘導に乗って不正サイトにアクセスしてしまうことから感染するとされています。感染後のルートはこの病院で起こったとおり、データファイルの暗号化、その解除条件として身代金を要求されるというものです。

トラブル発覚後、いち早く紙カルテへの対応に切り替えて診察継続を図った対応はすばらしいものの、本来取っておくべきバックアップデータにも不備があり、結果として丸2日間にわたって同病院の電子カルテは使用できない状態になりました。

ここから分かることは、電子カルテにまつわるトラブル要因は必ずしもネットワーク由来のものではなく、ヒューマンエラーの可能性も大きい、ということです。

大手病院を中心に、オンプレミス型電子カルテの導入割合が多いこともあり、ここで取り上げた事例はすべてオンプレミス型電子カルテのものとなっています。クラウド型電子カルテの普及が進めば、同様のトラブルがクラウド型電子カルテで起こり得る可能性は大いにあります。その点では過去の事例から学び、ベンダー側も最善の対策を試みる必要があるといえます。

ＩＴに疎い職員が情報システムを扱うリスク

医師や看護師をはじめ、病院では多くの人が働いています。しかしそのなかに情報システムに精通している人材がいるかというと、ほとんどいないのが現実です。

オンプレミス型電子カルテを入れる際、さすがに医師や看護師が情報システム室担当になることはありませんが、職員のなかには情報システム室への異動を指示される方も出てくるかもしれません。

オンプレミス型電子カルテを導入する段階で、サーバーやパソコン、プリンターといった電子カルテ専用ハードウェアを病院にそろえる必要があります。そして、設置したからには日々の維持管理はもちろん、もしこれらの端末や電子カルテにトラブルが起こった場合、基本的には院内の職員が解決に当たらなければなりません。

電子カルテに関係するトラブルのうち、バックアップがうまく取れていなかったという例もありました。バックアップ用の磁気テープが装填されていなかったのがその原因だったそうですが、これもシステムに精通しているスタッフであればまず起こりえなかったミスだといえます。

ＩＴ企業や商社と比べると、失礼ながら病院職員のＩＴまわりの知識……、いわゆるＩＴリテラシーはかなり低いところにあります。パソコンの基本操作といえるコピー＆ペーストでさえ「何？」と疑問を呈し、「Ｅｘｃｅｌのワークシートを増やすにはどう操作すればいいの？」といった質問が担当者の口から出ることは、決して珍しいことではないのです。

ＩＴ知識がこのような水準の方に情報システムの管理を任せるのは、はっきりいって、患者にとってはリスクでしかありません。ちょっとしたトラブルでマニュアルでの対処ができるレベルならまだしも、深刻なエラーになれば病院内で少しシステムに詳しいレベルでは太刀打ちできないことがほとんどです。

こうして、いわば病院側の都合で職員に無理を言っているケースがあるにもかかわらず、病院によっては「システム担当なんだろう、なんとかしてくれないと困る」と、担当職員に責任を丸投げし叱責する言動も見られます。苦労して学びながら管理をしているのにこのような扱いを受けるのは、職員にとっても理不尽な話です。リスクへの備えとしても問題解決の方法としても、まったく得策といえません。

トラブルを未然に防ぐには、やはりＩＴをある程度知る職員が情報システムを管理するのがいちばんです。もしそうした人材がおらず、ほかの部署から人員を回すのならば、過度に責任を押し付けることなく、トラブルが起こった際はチームで解決を図る体制づくりも行う必要があります。それができないのなら、そもそもオンプレミス型電子カルテを選ぶところから見直すべきでしょう。病院内に専用設備を置く必要のないクラウド型電子カルテの検討を進めるほうが、より生産的な判断につながる可能性があります。

外部サーバーは果たして安全なのか

オンプレミス型電子カルテと異なりクラウド型電子カルテでは、電子カルテ導入病院がインターネットを介して患者情報などのデータをシステムを提供するベンダーが管理する病院外のサーバーに送り、保存してもらう形になります。

データが病院から発信され、サーバー（データセンター）が受け取るまでの通信環境については、VPNやSSLなどの暗号化通信を使うことで、一定以上のセキュリティを達成しています。

では、データを受け取り、保管するデータセンター自体のセキュリティはどうなっているのかというと、ベンダーが運用管理するデータセンターがどこにあるのか、その位置は明らかにされていません。データセンターがその所在地を明らかにしていないのは、病院にとってある意味銀行カードより大切であろう情報を預かっているという特性上、その位置を知る人間も極力抑えておいたほうがよい、という判断に基づいています。これは病院関連のデータセンターに限ったことではなく、人事労務関係などあらゆるクラウド系ソフトウェアを提供するベンダーに共通しています。

データセンターは耐震性に優れるなど、災害に強い建物に設置されるのが一般的です。この例からすれば、建物自体も国内統計的に天災に強いエリアにあるものを選んでいる可能性は大いにあります。こうした情報を合わせていくと、いずれにせよデータセンターは、災害の影響を受けづらいエリアのある程度の対策をなされた建物にあることは予測できます。あるデータセンターを訪問した記者の話では、データセンターの内部は迷路のようで、生体認証やＩＣカード認証を頻繁に行わなければ建物の深部には進めない設計になっているそうです。悪意ある第三者が物理的に侵入したとしても、簡単にはデータを管理するサーバー群にはたどり着けないようにしていると思われます。

所在地を知る人間を最小限にとどめ、内装でも侵入者を阻むデータセンターをベンダーは複数設置しています。そして基本的に、クライアントごとにメインデータセンターとサブデータセンターとを設定し、常に2カ所でデータ保存ができるようになっているのです。

これはＢＣＰ（事業継続計画）の観点からも重要な取り組みです。オンプレミス型電子カルテの場合、病院が被災すれば建物もデータも丸ごと損傷してしまうリスクは否定できません。その点、データセンターに情報を預けるクラウド型電子カルテなら、病院本体が被災したとしても他エリアにあるデータセンターで情報は安全に管理されています。メインデータセンターとサブデータセンターがあれば、もしデータセンターの一つが被害を受けたとしても、もう一つのセンターで情報は無事守られることになります。

メインのデータセンターからサブのデータセンターへデータを移すタイミングも細かく設定されており、リアルタイムでバックアップ処理を行うベンダーも出てきています。

オンプレミス型電子カルテでは被災時、病院本体もデータも一度に被害を受けかねないという事実もありますが、それに関してリスクはもう一つあります。

オンプレミス型電子カルテ導入に必要となるサーバーやパソコンは、病院の規模にもよりますが、それぞれ複数台必要です。重量のある機器を上階に上げなくてもいいように、こうした機器を一カ所にまとめる情報システム室は病院の1階や地下に置かれることが一般的です。しかし、この運搬業者への配慮が防災の観点では命取りになりかねません。河川の氾濫や津波など、予期しない水害に際して1階や地下が水没した場合、効率化の核・電子カルテを動かすシステムが真っ先にダウンしてしまうからです。

地域の健康インフラを担う病院だからこそ、万一の事態にも想像をめぐらせ、ＢＣＰ対策の一環としてもクラウド型電子カルテ導入を視野に入れるとよいと思います。

やっぱり紙カルテが安心？

オンプレミス型電子カルテを入れるには病院内に情報システム室を設置しなければならず、その管理にはある程度ＩＴリテラシーの高い人材が必要です。クラウド型電子カルテなら情報システム室は設けなくてよいものの、データセンターほか耳慣れない用語や考え方には、やはりどうしても難しげな印象がつきまといます。

電子カルテについて問い合わせたものの、オンプレミス型、クラウド型、それぞれの話を聞いて混乱し、「結局、分かりやすい紙カルテがいちばんだ」と電子化を見送ってしまう例も少なくありません。これは実際、電子化と聞いただけで拒否反応を示す院長が一定数いることからも明らかです。

患者一人ずつに発行し、診察ごとの診療録をつけていくのが紙カルテです。紙カルテ一冊ごとの平均枚数が30枚程度だとすると、これが数十、数百、専用の棚に収まるさまはなかなか圧倒的です。

確かに診察時のやりとりを記録し、プリントアウトした検査結果などを貼り付けていくシンプルスタイルの紙カルテは分かりやすく、時間はかかってもページを繰れば、目指す情報にはいつかたどり着くことができます。インターネットという開かれた回線を通さなければ、情報を盗まれたりするリスクも皆無です。

しかし性悪説に立って紙カルテの脆弱性を見ていくと、紙カルテも内容の改ざんや情報漏えいの可能性を多分にはらんでいます。いざ改ざんをしようとすれば、都合の悪い情報が記載されているページそのものを抜き取ってしまえば済んでしまいます。また、漏えいも容易に起こってしまいます。紙カルテを持ち出し、カバンに入れてしまえば完了だからです。紙カルテにはパスワードがありません。「どこでも見られる」といっても、クラウド型とは似て非なるものなのです。

滅多にない症例の患者なので自宅でカルテを見比べて勉強したかった、医師の筆跡を時間内に読み解けず自宅に持ち帰ることにした、理由はさまざまあるかもしれませんが、もしこの持ち出した紙カルテが第三者の手に渡れば、それは情報漏えいの一言でしかありません。

紙カルテだからといって安全とは言い切れません、結局、すべてが万全な選択肢など存在せず、病院経営者は最善を選ぶしかないわけです。

アクセス権を付与し、外部ネットワークと連携

病院内に限ったネットワーク上で運用するオンプレミス型電子カルテでは難しく、暗号化通信で情報を送受信するクラウド型電子カルテでは容易なことに、外部組織との連携があります。

急性期病院から回復期病院への転院、中核病院から地域の診療所への逆紹介といった形で、患者が病院を移動することもままあります。この際、従来は紹介状など紙の書類で

患者の状態を受け入れ先の病院に送付するのが一般的でした。もし託す側、託される側双方にクラウド型電子カルテが導入されていれば、同じカルテを離れた画面で確認することで、簡単に患者の情報を共有することが可能になります。

瞬間的な情報共有が可能になるため、同じカルテを見ながら電話で申し送りをすることもできます。受け入れた側の病院で別途確認したいことが見つかったとしても、「カルテの3枚目の上部分」といったように不明点の共有もスムーズにできます。

在宅診療部門をもつ病院なら、クラウド型電子カルテのメリットをさらに享受することができます。クラウド型電子カルテはスマートフォンやiPadからでもデータセンターにアクセス可能なため、端末一つで複数人の患者の情報を即座に呼び出すことができます。移動の際にも荷物にならず、診察の場でも検索機能で必要な情報をすぐに引き出すことができるため、医師側、患者側双方が時間を有効に使えます。

在宅診療部門といいましたが、これはなにも同じグループ病院に限った話ではありません。患者を逆紹介した病院と紹介された在宅診療を行う診療所との間でも、電子カルテを介した情報共有は可能だからです。もし患者に深刻な変化が生じた場合、診療所と病院とが連携し、適切な治療を迅速に提供できます。

ただし、こうした医療機関同士がクラウド型電子カルテを介して患者情報を共有するには、条件があります。それは、お互いがお互いのクラウド型電子カルテに対してアクセス権を付与することです。

データセンターの場所が明らかにされておらず、内部に幾重もの認証ポイントがあるうに、目的が地域医療連携だとしても互いにアクセス権をもつことはセキュリティを担保するうえで当然といえます。逆にいえば、アカウントを発行すればリアルタイムで患者情報を確認できるのですから、アクセス権を取らない理由もないかと思います。

病院内だけの閉じられたネットワークで動かすオンプレミス型電子カルテでは難しい地域間連携も、クラウド型電子カルテであれば一つの条件をクリアすれば安全に情報をやりとりできるようになるのです。

クラウド型電子カルテのデメリット

病院の患者情報を最終的に預かるデータセンターは、地震や大雨に伴う水害リスクが少

ないエリアで万全の災害対策をした建物に入っていることがほとんどだといわれていま
す。そしてそのセンターが情報を受信する経路は、暗号化された安全な回線です。

この通信環境自体に極端な脆弱性はありませんが、過去の事例ではネットワークの物理的断裂によるトラブルが報告されています。それは、クラウド型電子カルテを導入している病院の近くで工事が行われた際、工事車両が横転し、たまたま付近を通っていた光ファイバーを引きちぎってしまった、というものでした。その光ファイバーを利用していた病院のネットワーク環境はひとたまりもなく、半日ほどシステムがダウンしてしまったそうです。まれな例ではありますが、こうしたトラブルではさすがのクラウド型電子カルテも休止せざるを得ませんでした。

とはいえ、このデメリット例が示すものは、裏を返せば病院経営者が心配する「ネットワークまわり」で備えておくべきクラウド型電子カルテ特有のリスクはないに等しい、という現実です。病院のすぐそばで回線が断裂するような物理的な障害に関しては、クラウドもオンプレミスもありません。どちらも同様の影響を受けることは間違いありません。

クラウド型電子カルテが低価格で導入できる理由

クラウド型電子カルテの費用感やオンプレミス型電子カルテと比べての割安感も、心配事がある程度払しょくされた今なら、より実感しやすくなったのではないかと思います。

まず1年目のイニシャル部分を見ると、クラウド型電子カルテのコストが４５００万円であるのに対し、オンプレミス型電子カルテは1億円かかることが分かります。差額にして５５００万円になりますが、これほどの違いが出る理由はオンプレミス型電子カルテとクラウド型電子カルテとの運用環境の差にあります。

オンプレミス型電子カルテを採用すると、多くの場合システムを提供するベンダーからカルテ専用端末を指定されます。これには電子カルテ、サーバー、パソコンなどすべてを一つのベンダー提供のもので統一したほうがセキュリティ対策をより強固にできるという理由があります。また起こってはならないことですが、万一何かしらのトラブルに見舞われた場合も、ネットワークを構築するすべての機器が一つのベンダーによるもののほうが、因果関係を掴みやすいとされています。その点でも、オンプレミス型電子カルテベン

［図表３］　某病院様（約 100 床）への導入・保守費用に対する比較

（単位：千円）

	1年		2年	3年	4年	5年	6年		7年	8年	9年	10年
	イニシャル	保守	保守	保守	保守	保守	リプレース	保守	保守	保守	保守	保守
クラウド型	45,000	6,000	6,000	6,000	6,000	6,000	0	6,000	6,000	6,000	6,000	6,000
オンプレミス型	100,000	15,000	15,000	15,000	15,000	15,000	80,000	15,000	15,000	15,000	15,000	15,000
差額	-55,000	-64,000	-73,000	-82,000	-91,000	-100,000	-180,000	-189,000	-198,000	-207,000	-216,000	-225,000

５年後で約１億の差額が発生します。

オンプレミス型の大半は５年後にリプレースが必要となりますが、クラウド型では必要ありませんので、さらにコストが削減できます。

株式会社イメージ ワンの資料を基に作成

ダーはカルテ導入に併せて関連するすべての端末入れ替えを推奨しているのです。

　情報管理の安全性で頷ける部分はありますが、入れ替える端末の価格が40～45万円と高額になることも病院側には大きな負担です。高度なセキュリティを担保するには必須なのでしょうが、大きな病院ほど端末の数を増やさなければなりません。具体的には、１００床の病床がある病院で端末は１００台必要だとされています。オンプレミス型電子カルテベンダーから電子カルテを導入すると、１００台分の新規端末購入費も必須で計上しなければならなくなります。総額にして４０００～４５００万円という数字は、中小病院にとっては痛い出費になります。

100床規模の病院を例にとれば、100台分のメンテナンス費用も定期的に病院経営にのしかかります。常時稼働し続けるサーバーからの排熱対策のため、情報システム室は常に一定以下の温度を保つ必要もあります。温度管理にかかる費用も、毎日積み重なれば相当なものになっていきます。それらを合算したものが、1年保守の項目にある1500万円という数字なのです。

対してクラウド型電子カルテはイニシャルコストで4500万円とありますが、これは純粋に電子カルテシステム導入にかかる金額です。

どのような病院であっても、放射線科などで電子カルテに先駆け部門支援システムを使用していることがほとんどです。こうした既存システムと連携ができない仕様であれば、連携を取るためのオプション設備が必要になりクラウド型電子カルテであっても導入費用はふくらんでしまいます。ただし、近年のクラウド型電子カルテは連携性にも優れているため、その心配はかなり減っています。

部門支援システムが、連携モジュラーが付いていないほど古い型でなければクラウド型電子カルテと既存の部門支援システムとの連携は可能で、これらの間を取り持つために特別な端末やソフトは一切不要です。

クラウド型電子カルテに必要なのは、端末、プリンター、ラベルなどを印刷するために必要なラベルプリンター、スキャナーといった機器ですが、これらすべて病院で普段使用しているもので構いません。もし端末が旧式で入れ替えようとなった場合も、クラウド型電子カルテベンダーが用意する入れ替え端末は1台あたり10万円前後と、これも額を抑えたものと考えて問題ないでしょう。100床規模であれば100台分で1000万円ですから、オンプレミス型電子カルテに比べて3000万円近い経費カットが可能です。

クラウド型電子カルテシステム以外をすべて自前の端末でまかなえた場合、機器類は普段どおりのメンテナンスを行うでしょうから、新たに発生するのはクラウド型電子カルテの保守費用という計算になります。この保守費用がどこに使われているかというと、病院から情報を預かっているデータセンターのセキュリティレベル維持や、そこへ情報を送る際の通信環境整備などが挙げられます。新薬リリースなどのタイミングで最新の薬剤情報をインストールする作業も、ベンダーが病院に代わって行います。そうした情報更新にか

かる作業費なども この保守費用に含まれています。

オンプレミス型電子カルテとクラウド型電子カルテとの間に一連の価格差が生まれる背景には、専用端末の有無があります。しかし、そもそもなぜ専用端末が必要かといった背景に迫ると、そこにはオンプレミス型電子カルテベンダーとクラウド型電子カルテベンダーのシステムに対する考え方の違いがあります。

オンプレミス型電子カルテベンダーは、どちらかというとサーバーやパソコンなど機械ありきの考え方をしています。機能性に優れた機器の連携があるからこそ強固なネットワークをつくることができ、中にある情報が守られるというものです。

一方のクラウド型電子カルテベンダーが何より大切にしているのは情報そのものです。情報が一定のセキュリティ上でうまく活用されることが最優先、端末はそのためのツールと見なしているため、端末にそれほど高値をつけたがらない傾向があります。

想定していなければ痛い目を見るリプレース費用

1年目、2年目、3年目……、とオンプレミス型電子カルテとクラウド型電子カルテとの間に生まれる差額を追っていくと、5年目にはその差は約1億円にも達します。

そしてオンプレミス型電子カルテを導入した多くの病院が直面するのが、6年目の壁・リプレースといえます。

リプレースとは、オンプレミス型電子カルテ導入から5～6年後に行うソフトウェア、ハードウェア双方の保守更新を指します。保守とはいえ、ハードウェアに関しては端末その他総入れ替えを行うため、病院側は5～6年前にかかった端末関連の購入費用を再び捻出しなければなりません。古いサーバーから新しいサーバーへのデータ移行、そして電子カルテシステムのバージョンアップに伴う作業費と合わせると、ほぼ初年度のイニシャルコストに近い8000万円という金額が必要になるため、病院側の感覚としては新しいオンプレミス型電子カルテを導入したような気持ちになるはずです。

以前、ある大手病院が10億円でオンプレミス型電子カルテとそれに必要な各種端末を導入したそうですが、毎年の保守費用が約1億円、リプレース時にはさすがに10億円とはいかなかったものの、7億円前後の費用がかかってしまったそうです。冗談まじりに事務長が「電子カルテ破綻しそうだ」と言っていたという話も耳にしていますが、やはり5～6

年おきの数千万円から1億円近い出費はそれだけ痛手だということかもしれません。

こうした必要経費については、もちろん契約の際にベンダーから説明を受けます。オンプレミス型電子カルテを導入する際は、イニシャルコストと年間保守費用、そしてリプレース費を常に念頭に置いておかなければなりません。継続して支払えるかどうかの観点から、オンプレミス型電子カルテ、クラウド型電子カルテのどちらが自らの病院に適しているかを見極めてみる必要があります。

一方、クラウド型電子カルテにはリプレース費用はかからないことがP112の図表3から見て取れます。電子カルテシステムのバージョンアップや各種情報更新は行うものの、サーバーなどの入れ替えが必要ではないためです。

こうして1~5年目まで900万円ずつ開いてきたオンプレミス型電子カルテとクラウド型電子カルテとの差額は、6年目で一気に合計2億円近くに跳ね上がってしまうのです。

オンプレミス型からクラウド型への乗り換えは可能?

移行作業に発生する費用がネックになるため、オンプレミス型電子カルテを入れたらオンプレミス型、クラウド型を採用したらクラウド型を貫くのが一般的です。

もしオンプレミス型からクラウド型へと移行する場合、そのタイミングはリプレース時期に重なるといって間違いはないと思います。

乗り換えに際して行う作業には、まずレセプトデータや患者氏名・疾患名・保険種別からなる標準データをオンプレミス型電子カルテベンダーのサーバーからクラウド型電子カルテベンダーのサーバーへ移す作業が必要です。カルテも同様の処理をしてもよいのですが、総枚数を考えれば、PDF出力してカルテビュアで参照するスタイルが費用も抑えられて現実的です。この出力が具体的にどれほどのコストを要するかは、カルテのPDF出力にどれくらいの期間がかかるかによります。

もしオンプレミス型電子カルテにカルテの一括PDF化機能が付いていればそれこそボタン一つで出力可能ですが、一枚一枚出力するとなると作業者の時間も手間もかかります。費用もそれだけふくれ上がります。

オンプレミス型からクラウド型へ移行する際は、膨大なカルテはＰＤＦ化してカルテビュアで閲覧する方法がおすすめです。

次世代を担う若手医師は〝電子カルテ〟一択

電子カルテを導入して業務効率化に成功したとしても、病院のサイズによっては、劇的な経営改善効果がすぐには期待できない場合もあります。

というのも、かりに紙カルテのせいで生まれていた業務が削減できたとしても医療法で患者と看護師の割合が定められている限り、医事課を除く人を減らすことは現実的に不可能であり、労働時間が雇用契約で定めた時間を下回るのも契約違反に当たるため不可能といえるからです。

クラウド型電子カルテがオンプレミス型電子カルテよりも低価格で導入できるとはいえ、病院にとって数千万円単位の出費であることは間違いありません。となると、結局、導入に躊躇してしまう病院経営者がいたとしても不思議はありません。ただし、短期的な効果が現れづらいとしても、長い目で見ると電子カルテ導入はやはり大きなメリットを病院にもたらします。業務効率化に加え、採用の場面でも電子カルテの保有が大きなアドバンテージになるためです。

なぜかといえば、現在進行形で医学を学ぶ医師の卵たちは、教育においてすでに電子カルテを使用しているからです。電子カルテの活用を前提として座学や実習を積み重ねてきた学生が、わざわざ電子カルテ未導入の病院を選択するとは考えにくいです。ただでさえ激務が予想される医師生活、できるだけストレスなく医業に従事できる環境を選ぶのは当然のことです。電子カルテ利用の有無を見て、導入していない病院は候補から外す学生も多いと見られています。

学生にこうした傾向が見られる以上、中・長期的視野に立てば、電子カルテ未導入の病院は遅かれ早かれ慢性的な人員不足、それも病院にとってある意味最も重要な医師不足に見舞われる可能性があります。こうした予想できるリスクを回避し、優秀な学生に選ばれ続ける病院であるためには、先生方の輝かしい研究成果や治療実績の発表とともに、労働環境の整備もまた必要不可欠だといえるのです。

加算範囲増を見越したリソース補充

ギリギリの人数で就業時間いっぱい、時に残業までして診療報酬計算に当たっている場合、職員一人の不意の退職で一気に体制が崩れてしまいます。体制崩壊によりもし猶予期間内に診療報酬の請求ができなくなってしまうと、初診・再診料や時間外加算をはじめとする加算料を受け取れなくなることもあります。

病院は医療行為一つひとつに定められた点数の合計を各患者が加入している健康保険組合などに請求し、初めて治療の対価である診療報酬を受け取ることができます。受け取った診療報酬は患者の治療に当たる医師や看護師などにかかる人件費、医薬品などの購入費、施設の維持管理費用などに当てられます。電子カルテの導入費用や保守費用ももちろんここから捻出されています。

人不足で計算が滞り、受け取れるはずだった料金を受け取れない事態が続けば、経営に大きな影響が出てしまいます。そうなる前に体制を見直すことが得策です。

オンプレミス型、クラウド型を問わず、電子カルテを利用していればカルテ内容とレセプト請求は一致しているはずです。これにより、紙カルテ時代に行われてきたカルテに記載された内容とレセプトとが一致しているかの点検作業を省くことができるため、診療報酬計算も格段に効率化できるといえます。

加算料がつく範囲は、今後拡大が見込まれています。現在の体制でカバーしきれないほど範囲が拡大する前に電子カルテを導入し、余裕をもって各機関に請求をし、受け取るべき対価を受け取れる体制を整えておく必要があります。

帯に短しタスキに長しのオンプレミス型電子カルテ運用

オンプレミス型電子カルテ導入に際しては、軽自動車でよいと言うユーザーに、高級外車を提案しているかのような印象を受けることもあります。

病院規模に合わせたカスタマイズが可能とはいえ、オンプレミス型電子カルテは大病院に必要な設定をベースにしており、規模が小さな病院に大病院バージョンの縮小版を提案しているところがあるためです。高度な医療機器を扱っているからこそ必要な大病院向けの機能が、同じ急性期病院であっても中核病院に必要かというとそうではありません。中核病院には中核病院の医療をベースにした電子カルテ設計が、診療所にもまた診療所基準の電子カルテ設計があるはずです。それらにすべて大病院バージョンの縮小版を提案しても、帯に短しタスキに長しの現象が起こり、不必要な出費を病院に強いてしまいます。

レセプトデータ提出の完全オンライン化、電子カルテの普及と並行し、厚生労働省は各病院に、地域での立ち位置から鑑みて高度急性期、急性期、回復期、慢性期などいずれかの形態を選んでほしい、という要望を出し始めています。この背景には、急性期を維持する病院数の多さ、その一方で回復期病棟が足りない現状があります。病院ごとに専門特化を見込まれる過渡期だからこそ、病院側も役割やポジションを振り返り、どのような戦略を取れば地域で生き残っていけるかを考えなければなりません。

オンプレミス型とクラウド型、結局どちらを選ぶべきか

大きな病院では、複数の業務アプリケーションを使用している場合も多くあります。検査用、診療用、事務用といったこれらのアプリケーションは、その特性から頻繁なアクセスが見込まれるため、クラウド化するとかえって通信速度低下とそれに伴う業務スピード

の低下を招くこともあります。業務アプリケーションを使うなら、自前のサーバーをもっているほうがストレスなくアプリや電子カルテを運用できるため、オンプレミス型電子カルテのほうが適しているケースもあります。

クラウド型電子カルテのメリットを最大限感じられるのは、なんといっても中小規模の病院です。部門支援システムを入れていない場合には、クラウド型電子カルテと併せてカルテが備える部門支援機能を利用することも可能です。

情報システム室の管理に人員を割きづらいのも中小規模の病院です。その点でも、ベンダーの提供するデータセンターにすべての情報管理・メンテナンスを任せられるクラウド型電子カルテは最適といえます。

［第4章］

クラウド型電子カルテで病院経営にイノベーションを起こす

現場の声に覆されない導入プロセスを準備する

電子カルテの導入に当たって大切なことは、自分たちの業務効率を上げる電子カルテ機能を見極め、それらを可能な限り組み込んだ電子カルテシステムを構築していくことです。そのゴールに至る最初の一歩は、医師や看護師ほか、実際に電子カルテを使って業務に当たる人々の意見を吸い上げることにあります。

現場の意見を軽視して電子カルテのシステム構築を進め、ほぼ完成となったシステムを見た現場から「これでは非効率だ」という声が上がることもゼロではありません。こうした事態は、電子カルテ導入の担当者にとっても電子カルテベンダーにとっても、まさにちゃぶ台返しです。せっかく組んだシステムを改修しなければならないため、納期が大幅に遅れる可能性もあります。

システム改修にとどまらず、再構築にまで及んでしまえば病院側は電子カルテの導入が遅れ、ベンダー側も2倍の労力がかかります。それは双方にとってよいことではありません。できる限りスムーズに電子カルテ導入を進める必要があります。

システム選定までの流れ

「自らの病院に適した電子カルテ」は、病院によって異なります。そのため電子カルテ導入を決めたら、自分の病院にぴったりなシステムはどのようなものかを吟味しなければなりません。ある程度の時間はかかりますが、自分たちの病院の体制を考えてどのような機能があれば業務効率がアップするかを分析する時間をもつ・もたないとでは、導入後の現場の満足度はまるで異なります。

1　電子カルテ導入検討委員会の発足

医師、各部門責任者、看護師など病院を構成する科（課）の代表者を集めて組織します。この委員会が中心となって、システム選定にかかる必要タスクを処理していきます。

主なタスクは、電子カルテを本稼働させるまでのスケジュール立案、病院全体に向けた電子カルテ導入の意識付け、各部門からの要望集約、システム検討と方針決定を促すなど多岐にわたります。

［図表４］　システム選定までの流れ

1. 電子カルテ導入検討委員会の発足

医師をはじめ**各部門責任者にて構成された、すべての検討フェーズにおける中心組織**。

本稼働までの予定立案、院内全体への導入PJの意識付け、各部門からの要望集約などシステム検討および方針決定を促進、決定する。

この委員会で導入に向けたさまざまな検討段階や協議を経て、最良最適な電子カルテシステムの方針を決定し最終的に院長など幹部会へ上申。

また導入作業フェーズでは、**ほぼ同じメンバー・組織構成のままマスタ整備や病院側の中心的な導入PJ 実行組織**となる。

2. デモンストレーションの実施

職員のシステム導入後のイメージづくりとシステムの絞り込み、調達範囲の参考。
※調達範囲の決定前、調達仕様書の作成前など複数回実施される場合もあり。

3. システム調達範囲の仮確定・概算費用の把握

基幹システム、部門システム、ネットワーク工事、パソコンやプリンター等の台数などを確定させ、概算見積の取得、把握。

費用および現実性を協議のうえ、調達範囲の見直しなど協議。

4. システム調達範囲の確定

最終調達範囲の指定、予測費用（上限）の把握。

5. 調達仕様書の作成

・調達範囲（ソフトウェア、ハードウェア、部門など含む）
・機能要件
※業者が機能要件に対する可否の回答書を作成（仕様実現に対し○×△及び必要コメントを記載させる。△は費用有無も明記）
・評価点数表の作成
（システム導入実績、導入体制、保守体制、機能要件、デモンストレーション、プレゼンテーション、価格など評価要件を点数化）

6. 電子カルテベンダー各社への提案依頼

・最終見積書
・システム提案書
・システム機能要件回答
・導入体制図・保守体制図など
※回答期間：３週間〜１カ月

7. システム選定

６の提出書類を基本に点数化し、委員会としての方針決定、幹部会へ上申。
※必要に応じテーマを決めプレゼンテーションを実施する病院もあり。
（システム導入目的の実現性、システムの将来性・発展性、業者の適正等を評価）

8. ベンダー決定と契約

システム導入作業へ
（キックオフ、各種ワーキング、マスタ作成、リハーサル、操作研修など）

株式会社イメージ ワンの資料を基に作成

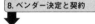

基本的にはこの委員会が中心になって折々の検討段階や協議を行い、自分たちの病院に最適な電子カルテシステムを提供してくれるベンダーを選び、方針を決定し、決裁者である幹部会や院長・理事長へと稟議を上げてもらいます。

システム選定が終わり、システム構築ほか実際の導入作業に移行した際には、この委員会メンバーがそのまま導入プロジェクト実行委員に就くことがほとんどです。これまで核となって電子カルテ導入を進めてきたメンバーが引き続き関わることで導入の実作業をスムーズに進めようという考え方によるものです。

2　デモンストレーションの実施

資料だけを見て電子カルテ操作のイメージトレーニングをするには限界があります。電子カルテの恩恵を最も受けることになる医師、看護師、そして医事課職員など対象別にデモンストレーションを実施することで、導入後自分たちがどのようにシステムを使っていくのかのイメージづくりを並行して行います。

デモンストレーションに使用するのは汎用性の高いスタンダード設定のシステムになり

ますが、それに触れることでどの程度オプションを足せばよいのかも見えてくるため、デモンストレーションはシステム調達範囲の参考材料を集めるという意味でも重要です。そのため、導入検討委員会の発足直後に一回のみ開催するのではなく、システム調達範囲の決定前や、調達仕様書の作成前など、必要なタイミングで都度開催されることも珍しくありません。

3　システム調達範囲の仮確定・概算費用の把握

基幹システム、部門システム、ネットワーク工事、パソコンやプリンターといった周辺機器の台数など、電子カルテシステム運用に必要な環境を構築するにはどのような機器や工事が必要かを整理し、概算見積を取っていきます。概算額が想定以上であれば、どの機器、機能を削って金額を予算内に収めるかの検討も必要になってきます。

4　システム調達範囲の確定

予算とのバランスを取りながら、最終的にどのような機能をもたせたシステムにするかを決め、それに対して再び見積もりを取って費用予測を立てます。

5　調達仕様書の作成

確定させた方針のもと、電子カルテに必要なソフトウェア、ハードウェア、部門システムをふまえた仕様書を作成します。作成と並行して、導入検討委員会で取りまとめた電子カルテの機能要件を満たしているかも必ず確認しておきます。仕様書の機能要件をベンダーに渡すと、ベンダーはその実現が予算内で可能かどうかを○△×の評価で回答します。○でもオプション料金が発生する場合もあるので、追加料金の有無もしっかり記載するよう依頼します。

もう一つ重要なのが、評価点数表の作成です。評価点数表とは、システム導入実績や導入体制、保守体制、機能要件、デモンストレーション、プレゼンテーション、価格などの評価要件を点数化したものです。

6　電子カルテベンダー各社への提案依頼

電子カルテを提供しているベンダーは複数社あります。各社が提供している電子カルテの仕様はインターネット上からでもある程度調べることが可能です。あるいは資料を請求してもよいです。そうしてある程度厳選したベンダーに導入検討委員会で作成した調達仕様書と評価点数表を送付し、「上限予算はこのくらいで、こうした機能を備えた電子カルテを導入したいのですが、この場合どのような提案をしてくれるでしょうか」という依頼をします。

電子カルテベンダーはさほど多くなく、病院からこうした提案依頼を受けることに慣れている傾向はあります。しかし察してくれるはずと甘えず、回答してもらいたい内容をきちんと記載して依頼をすると、確認必須事項に漏れが出にくくなります。

一般的に提案依頼に対して返送されるのは最終見積書、システム提案書、システム機能要件回答、そしてそのベンダーから電子カルテを導入した場合の導入体制図と保守体制図です。３週間から1カ月程度を回答期間に設定し、各ベンダーに連絡を取ります。

7　システム選定

依頼をした1カ月後には、各ベンダーからの提案書が集まります。導入検討委員会はこれらを自分たちの病院の採点基準に従って点数化し、ベンダーを絞り込んでいきます。絞り込み作業と併せて、導入検討委員会としての方針を最終決定し、それを幹部会へ上申します。

導入に際してより慎重を期したい場合は、システム導入の実現性、システムの将来性・発展性、業者の適正といったものを評価する目的で最終候補のベンダーにプレゼンテーションを要請してもいいと思います。ベンダーによってはデモンストレーション用の電子カルテを用意していることもあります。その病院に合った仕様ではないものの、どのような画面になるのか、操作性はどうかといったことを医師、看護師らに実際に自分たちの目や手で確認してもらえるようにするためです。

8　ベンダー決定と契約

書類選考、プレゼンテーションなどを経てベンダーを決定したら、契約書を作成します。ただ、ひと息つくにはもうひと頑張りする必要があります。システム導入に向けて、キックオフミーティングの開催、紙カルテ電子化といった各種ワーキングチームの発足、マスタ作成、導入リハーサルや各部門の操作研修など行うべき作業はまだ多く残っています。

導入の第一歩は、導入期限を決めることから

汎用性の高いパッケージ版を導入する場合を除き、自らの病院で使いやすい仕様の電子カルテを構築しようとし、オリジナリティを出せば出すほど完成までの時間を長く見積もることになります。それ以外でも、既存の紙カルテをPDF化するといった作業も必要となるため、気を抜けば導入日はズルズルと後ろに倒れてしまいます。

ベンダーとの契約を終えてまず行う導入の第一歩は、強い気持ちで期限を決めることだといっても過言ではありません。プロジェクト期間はおよそ6カ月を見ておくのが現実的なスケジュール感といえます。1年後、2年後とあまり期限を先に設定し過ぎると、状況が変わってしまうため、プロジェクト自体が頓挫する恐れがあります。逆に、3カ月、4

カ月といった期限では、現場が混乱してしまいます。

半年後に電子カルテを入れる時にやるべきこと

何よりも先に着手すべきは、各部署へのヒアリングです。これは、先に紹介したシステム選定の流れでいえば、導入検討委員会発足と並行して行うとよいです。院内の各部門には、あらかじめ部門システムが入っていることがほとんどです。それらのシステムが新しく入れる電子カルテと連携できるかどうかをチェックしておくことは、後々重要な意味をもちます。既存システムと電子カルテとを連携させるためにオプション機器を購入するか、それとも連携性のあるベンダーのシステムから選ぶのかといった判断の根拠になるためです。

こうした全体に関わる事項の把握作業を、導入検討委員会発足から1～2カ月というスピード感で完了できれば、期限とする半年後に電子カルテの運用スタートを実現できるかが決まります。

ちょうど2カ月経った頃までには、ヒアリングで聞き出した現場が求める機能を整理し終え、ベンダー側にはシステムの設計書の作成とカスタマイズ作業を進めてもらいます。

そして、プロジェクトがスタートして3カ月を目安に電子カルテの使用環境を整えていきます。ただし、導入する電子カルテがオンプレミス型の場合、ここは少し急ぐ必要があります。クラウド型の場合はすでに院内で使用しているパソコンやプリンターなどをそのまま流用できる可能性が高いですが、オンプレミスの場合、ベンダーが指定する機器を購入し、設置していく段取りが必要だからです。

周辺機器すべてをベンダー提供のデバイスでそろえる場合、それらを新たに置く場所の確保など、設置に必要な期間と金額、そして何より労力がかかります。調達するハードウェアの総数によって、取りかかる時期を柔軟に変更できるようにしておきます。今ではネットワーク環境を構築していない病院はほぼないと推測できますが、導入する電子カルテの規模によっては増設工事が必要な場合もあります。工事の有無もまた、電子カルテベンダーに確認します。

4、5カ月目には、古いサーバー類から新しいサーバーへのデータ移行を始めていきます。電子カルテをインストールした機器類が正しく動作するかのテストを兼ねた並行稼働も、この頃には始められるようにします。テスト環境下で各部門を対象にした操作説明や研修を行うのもこの時期です。

電子カルテ移行ワーキングチームを立ち上げる

電子カルテを導入するにあたり、大きな壁となる要因の一つは既存の紙カルテを電子化（PDF化）するための作業ですが、ここは外注してもよいです、院内で行っても構いません。いずれにせよ、最も時間がかかる工程です。

個人差はありますが、紙カルテは一冊おおむね30枚程度ボリュームがあります。

そしてこれらは医療法の定めるところにより、患者の最終来院から5年は保存しなければならないと義務付けられています。これらを患者の分だけ電子化しなければならないのですから、院内で行う場合は煩雑な作業を覚悟しておく必要があります。

省スペース化のメリットは薄れますが、電子化しないカルテは廃棄しなければならないというルールはありません。最終来院日から5年以上経っている患者のカルテは、いったん電子化せず5年以上前というラベリングをして保存しておくなど、電子化する紙カルテ、いったんそのまま保管しておく紙カルテの範囲を明確にしておくとよいです。

つまり紙カルテを電子化するといっても、①紙カルテと並行利用する、②サマリ情報のみ電子化する、③スキャンしてすべてを電子化する、という3つの考え方があるわけです。

いずれにせよ、状況に適した電子化方法を選び、スケジュールを立て、遅滞なく電子化していくのが電子化ワーキングチームの役割です。そこで重要になるのが電子化、特にＰＤＦ化にあたり直面する課題に対し、迅速に折り合いをつけていくことだといえます。

紙カルテのＰＤＦ化に伴う課題とは、紙カルテの状態そのものです。一冊で一人の患者の状態を網羅するため、カルテには手術記録、手術などの同意書・説明書、受診のきっかけとなった他院からの紹介状、受診の都度発行する処方箋依頼書ほか、さまざまな書類が綴じ込まれています。ＰＤＦ化ではそれら一枚一枚を完全な形でスキャンしていかなければならないため、電子化においてはまず紙カルテの整形作業から取りかからなければなりません。

また、通院中の外来患者のカルテをどう扱うかも課題の一つといえます。電子カルテ導入を半年後とした場合、患者によってはこの間の複数回来院する人も出てきます。一度スキャンしたカルテの患者が再受診した場合、該当ページをもう一度スキャンしなければならないわけですが、それではスキャン済みページなど重複が出てきてしまいます。

各種帳票の張り込み方法の統一や再診患者の扱いなど、標準ルールの策定と周知、実践が重要になります。

旗振り役を誰にするかが重要

病院内の各部門の意見を反映してシステムを構築することから、電子カルテ導入においてはこの取りまとめ作業が肝となります。だからこそ、各部門の意見に流されずリーダーシップを発揮できる人材が旗振り役を担うことが理想です。そういった意味では、委員長には院長・理事長、副院長レベルに就いてもらうのがよいと思います。

適当な人材がいない場合、病院経営コンサルタントに頼めばどうかといった意見が出ることもありますが、コンサルタントへの報酬も馬鹿になりません。病院内の人間で役割を決め、各部門の意思統一を図るのが最善には違いありません。

院長・理事長、または副院長のもと「業務効率の最大化」という共通意識をもって取り組めば、電子カルテ導入準備は比較的スムーズに進めていけるはずです。逆に、なんのために電子カルテを導入するのか、その目的が委員会内で共有されていないと、最も重要なヒアリングをはじめ、それ以降の各プロセスも形式的なものになってしまいがちです。

そうなると本当に使いやすい電子カルテにはなりませんし、それどころかプロジェクトがある程度進んでから「何千万円もかけて、看護師の歩数やパソコン画面でのクリック数を減らすことに意義があるのか」といった電子カルテ導入を根底から否定する意見さえ出てきてしまいます。あるいは部門ヒアリングでは「私はそれでいいと思う」「お任せする」と言っていたのに、システムがほぼ組み上がってから「現在の順番で画面が表示されると使いづらい」といったクレームが医師から出てくることもあります。後出し要望が各部門から出てしまうと、あらかじめ決めた期間で電子カルテを導入することはほぼ不可能になってしまいます。

委員会に所属している各部門責任者と各部門の医師とでは、電子カルテ導入への意識に差があるのはどうしようもないことです。しかしその意識差も、部門責任者が熱意をもって電子カルテ導入から得られるメリットを伝えることができれば、完全にではないにせよ埋めていくことができます。その点でも、電子カルテ導入の意義を熱意とともに伝えられるメンバーが部門責任者であることが望ましいのです。

その一方で、「伝える内容」ではなく「その内容を誰が口にするか」ということも重要です。導入検討委員会の委員長は理事長・院長・副院長クラスに務めてもらうのが理想といった理由はここにもあります。例えば仮に、委員長を引き受けたのが医事課の主任さんだったとします。医事課は医療業務全般を行うという特性上、各部門の仕事内容にも精通しています。能力的には十分ですが、立場的には微妙です。各部門の医師の協力を得ようと思っても、「忙しいからあとにしてほしい」と言われてしまっては、引き下がるほかないのが実情です。

その結果、作業を急ぐ委員会との間で板挟みになってしまうことも少なくありません。この主任さんがある程度押しが強いキャラクターであれば、「すみませんが、そこをなんとか」といったふうにうまく立ち回れるかもしれませんが、医師に対してそう押し切れる人材はそうそういないのではないかと思います。

ある程度の強制力をもって各部門に電子カルテ導入の意義とそのための協力を依頼できるという点で、導入検討委員会の委員長は理事長・院長・副院長クラスに担ってもらうのが理想的なのです。そうした意味では各部門の代表者も、部長などある程度の肩書をもつ方であるほうがよりスムーズに作業は進むはずです。

各部門ヒアリングの際、委員長がその部門代表者に同行し、ヒアリング対象の医師に「忙しいなか悪いけれど、よろしくお願いします」と一声かけるだけでも現場の印象はかなり変わります。そうして現場が聞く耳をもってくれた段階で、電子カルテの導入によってどのような成果をこの病院にもたらしたいと思っているか、といった「なんのために行うか」を話せば、大多数は協力的な姿勢を見せてくれるはずです。

専門集団の集まりが一つの病院をつくっている

内科、整形外科など各部門のヒアリングが必要な理由もそこにあります。内科の医師が電子カルテ上のボタン配置などにＯＫを出しても、整形外科では違うニーズが存在します。

高い専門性をもつプロ集団が集まる場所で運用するからこそ、最初に電子カルテ運用にあたっての合意形成をしておく必要があるのです。それがなければ、電子カルテをテスト稼働したあとに「こういう操作をしたいのだけれど、どうしてできないの?」というクレームが出てきてしまいます。

ソフトウェア、ハードウェアともに電子カルテシステムを導入したあとの保守フェーズで改修できる部分はありますが、テスト環境を確認してから出てくる医師の意見はシステムの根本から変える必要があることも少なくありません。そうした意見を無下にはできず、システム改修が完了するまで納品を完了できないという事態が起こってしまいます。

【導入事例・福井県】病床数70規模

病床数約70の福井県にある病院へ、電子カルテを私の会社で納品した際のことでした。このとき、導入検討委員会の委員長は院長自らが務めてくださったのですが、その行動力に目を見張ったことを覚えています。

電子カルテ導入に際し、各部門の医師、看護師が要望とともに多くの不満や不安を抱えていました。委員長を務める院長はそれらを丁寧にすくい上げ、ベンダーとの打ち合わせで要望Aは保守フェーズでも対応できるので後回しにしましょう、要望Bはシステムを構築し終える前に対応しなければ電子カルテの運用開始が遅れるのですぐに対応しましょうといった判断を的確に行い、ほぼスケジュールどおりの電子カルテ導入を果たしたのです。

［導入事例・広島県］病床数150規模

この事例では、導入検討委員会のトップを務めたのは同病院の理事長でした。現場に負荷をかけすぎないよう配慮して電子カルテ導入までの全体スケジュールを組み、期日を守ることを第一義にして各部門から上げられるさまざまな要望に優先順位をつけていったのです。

この病院では特に、看護師から電子カルテ導入に対して後ろ向きな発言が多かったと聞いています。現在紙カルテで行っているレベルと同等の医療サービスを患者に継続的に提供できるのか、理事長にはことあるごとにそうした不安がぶつけられました。そうした意見に理事長は繰り返し、電子カルテを導入することによって患者へのサービスだけでなく、看護師の働きやすさもどれほど向上するかを話して聞かせたとのことです。

何を目的として電子カルテを導入するのかという導入の本質とともに、そのために必要ないくつもの作業について、今どの段階まで進んでいるのかといった進捗状況まで常に理事長が明確に発信してくれたおかげで、大きなトラブルや衝突が発生することなく進めることができました。

導入検討委員会と現場との意識差を埋めるフォローが必要

導入検討委員会と現場との意識差が埋まらなければ、いつまで経っても現場は電子カルテに対して他人事の立場を貫きます。それよりも、目の前の患者と向き合うことのほうが、はるかに重要で優先度が高いように思われるからです。そして、いざ導入が決まり操作をしていく段階になって、「聞いていない」「こういう操作はできないのか」と不満の声を上げてくることがほとんどです。

ただ、こういう意見が出てくるのは、病院側が研修を含む事前周知を怠っているからとも言い切れません。部門ごとに研修時間を用意したり、ｅラーニングで時間が許す際に復習できたりするように取り計らっていたとしても、肝心の医師、看護師、職員らが他人事の意識のままであれば、参加しても記憶に残るはずがないからです。

導入後のスムーズな運用を目指す点でも、事前の意識統一は重要な要素だといえるのです。

電子カルテ導入に際してできれば避けたいこと

これまでに私が電子カルテシステムの提案の機会を得た病院のなかには、まさしく何年もかけて電子カルテ導入を検討している病院もありました。それほど長期化している理由は、各部門から上がってくるさまざまな要望に適切に対応できず、事態が慢性化していることでした。

さらに、検討が長期化するうちにこれまで担当していた院長が退任し、病院が新しい院長を迎えたのです。

このように、導入を検討していた院長のもと徐々に固まっていった議論が代替わりによって振り出しに戻ってしまうのも珍しくない事例です。例えば「今ある検討結果は前任の院長の判断によるものなので、新たに私が判断する必要がある」と、もしも後任者が判断した場合、せっかくの苦労も水の泡となり議論がますます混線してしまいます。

要は、検討期間が長いほど話がまとまらないリスクが増えてくる、ということです。本気で電子カルテを導入しようと思うなら、長くても1年後にはどのような形であれ電子カルテの運用を開始するのだという目的意識をもつことが大切です。

一つのことを長々と議論していても、社会情勢の変化、業界変化などによって判断基準はどんどん変わりますから、当初話をしていた内容と乖離してくる部分は往々にして出てきます。議論が進まなくなってくると、もつれた糸をほぐしましょうと提案するコンサルタントも病院に顔を出し始めます。それなりのコンサルティングフィーを支払って彼らの力を借りるのも一つの選択ですが、その際はアドバイザーの数を増やし過ぎないよう注意が必要です。情報を集めることは大切ですが、あり過ぎても判断しきれず、結局決定が遅れる原因にもなり得ます。オンプレミス型、クラウド型合わせて3～4社に絞って検討するのがよいと思います。

一度に10社でプレゼンをする場に私の会社も参加したことがありますが、ここまで選択肢が多いと、もともとよく知らないものを選ぼうとしているので、病院側は決めるのが難しかったりします。呼ばれた業者にとっても、選ばれる確率が低いコンペになりますから気合いが入りません。軽んじられたように受け取る業者も多いので、打てば響くような対応は期待しづらくなると思います。

迅速な判断という点では、導入検討委員会もある程度電子カルテについて勉強することが大切です。畑違いの分野について素直に「教えてほしい」と意思表示できることはとてもすばらしいことですが、その知識の無さにつけこまれて高額なシステム契約のほうに誘導されてしまう可能性もゼロではありません。

その質問するメーカーがオンプレミス型を主力にしているのか、それともクラウド型を推しているかによって、委員会方針に影響します。回答を求められたメーカーがオンプレミス型電子カルテを売りたいベンダーなら、「オンプレミス型電子カルテを購入する」判断を病院側に促す方向で回答を組み立てることは十分考えられます。その際にも、一定量の電子カルテ知識があれば、入ってくる情報をフラットに仕分けすることができます。

電子カルテ導入についてよくある質問

電子カルテを入れる時に気をつけておくべきことはありますか？

電子カルテの最大の注意点は「一度導入してしまうと、なかなか降りられない」ということです。使用や性能は各ベンダーで本質的には大差ないとしても、オンプレミス型、クラウド型では導入コスト、運用コストが大きくことなります。トラブル対応にかかる費用もベンダーによって条件は変わってくるでしょう。導入費だけでなく、3年後、5年後、7年後といった中長期的なスパンで導入・運用コストを検討することが重要です。

電子カルテのカスタマイズはしたほうがよいでしょうか？

どのようなベンダーであっても現場で働くすべての医師、看護師の全員が満足できるカスタマイズは難しいと思います。ここには予算の問題もありますが、カスタマイズにこだわることでかえってマイナスの側面が出ることがあるためです。それは、現行法下と現状の病院体制に即してシステムをガチガチに作りこんでしまった病院ほど、診療報酬改定に対応しづらくなっているという事実が示しています。

こうした課題（あるいは反省）から、現在ベンダーは電子カルテシステムを構築するにあたり蓄積してきた医師、看護師の要望群から最大公約数を導き出し、それを基にシステムを構築するパッケージタイプの電子カルテを製造しています。10人の医師すべての要望を完全には満たせないにしろ、使い勝手が極端に悪いというわけでもありません。

パッケージ版はシステム構築費も抑えられ、コストパフォーマンスが非常によいタイプだといえます。

職員のＩＴリテラシーは電子カルテ運用に影響しますか？

クラウド型電子カルテを入れる場合でも、職員の全員がある程度のＩＴリテラシーを備えておくことは必要不可欠です。これまで電子カルテまわりで起こったトラブルはネットワーク自体の脆弱性というより、初期設定ミスやランサムウェアの感染など、人為的なものが多いためです。

感染以前に、疑わしいメールやメッセージはクリックしない、業務と関わりのないネットサーフィンはしない、といった基本部分からルールづくりをしておくことが大切です。

現代社会において職員は皆、プライベートにおいてもＩＴの恩恵は受けているはずです。インターネット社会でより豊かで安心できる暮らしを営んでもらうためにも、ＩＴリテラシーレベルの確認と、必要に応じた底上げ指導は必要です。

電子カルテ導入に使える補助金などはありますか？

電子カルテ導入に当てられる補助金は、２０２２年現在で２つあります。１つは経済産業省のＩＴ導入補助金で、最大４５０万円程度の申請に利用することができます。

補助金はご存じのとおり、申請＝即座に使えるお金ではありません。その用途を申請書にまとめ、その事業に税金を投入する価値があると審査員が認めた場合のみ採択されるものです。ＩＴ補助金受付期間中にはさまざまな業界から申請申し込みがありますが、残念ながら医療システム関連の申請は採択率が低いという事実が報告されています。とはいえ、私が知るなかでも電子カルテ導入に際してこの補助金が採択された例もありますので、完全に門戸が閉ざされているということではないようです。ダメ元でトライしてみる価値はあるかもしれません。

もう1つの補助金は、厚生労働省が管轄する医療情報化支援基金という補助金です。２０１９年に発表されたこの支援基金は、予算枠が３００億円です。オンライン資格確認の導入に向けた医療機関・薬局のシステム整備の支援と電子カルテの標準化に向けた医療機関の電子カルテシステム等導入の支援、この2つを対象事業とするものでした。

電子カルテには現在、オンプレミス型、クラウド型ともに標準の型がありません。電子カルテシステム構築を請け負ったベンダーがクライアントである病院の要望を受け、その病院仕様にある程度のカスタマイズを施すのが良くも悪くも一般的になっているためです。多種多様な電子カルテをある程度標準化し、それに対して支援基金を出そうという試みですが、どういった機能を有する電子カルテを標準とするか、標準化そのものの定義、技術動向を踏まえた方針の策定など支援金を受ける要件のほとんどが検討段階という状況です。

新型コロナウイルス蔓延の影響もあってか、支援基金に対する議論はいつ再開されるかのめどがついておらず、支援基金創設を待っている病院もしびれを切らし始めています。

経済産業省と厚生労働省以外では、自治体独自で電子カルテ導入を助成する動きも出てきています。自らの病院を構える自治体の支援体制を確認してみるのもよいと思います。

「標準的電子カルテ」の定義が固まっていない現状ですが、2006年に厚生労働省が開始した「厚生労働省電子的診療情報交換推進事業」（通称、SS－MIX）に対応できる機能を有していれば、補助金・助成金などを受ける条件は十分満たせると考えられています。補助金を活用して電子カルテ導入を図る場合、システム選定の段階で検討している電子カルテが標準化要件を満たしているかの確認は必ず行っておく必要があります。

もう一つ気をつけてほしいのは、補助金や助成金を使って電子カルテを導入したとしても、毎年かかる保守費用と、オンプレミス型特有のリプレース費用は別途捻出しなければならないということです。なぜなら、リプレースのために補助金や助成金を得ることはできないからです。

「補助金が出たから購入しよう」という動機で導入すると、5年後、6年後にやってくるリプレースのタイミングで課される初期導入費と同等の請求にかなりの苦戦を強いられるかもしれません。

その点、クラウド型電子カルテならリプレース費用がかかりません。補助金で導入するのであれば、クラウド型電子カルテを検討するほうが、財政的な負担は多くの場合抑えられると思います。

電子カルテ導入の苦労は必ず報われる

各医療機関の報酬は、診療報酬によって決められています。そのため、どのような素晴らしい技術をもつ医師であっても、その技術に高値をつけることはできません。医師法による広告規制があるため、他病院と比較した優位性を打ち出して集患につなげることもできません。

患者にとっては収入の多寡にかかわらず優れた医療を受けられることにつながり、暮らしの安心に直結することですが、この制度によりせっかく優秀な医師を擁しているのに、収益を伸ばしあぐねている病院も一定数あるのが現状です。

今より人口が多かった時代であれば、集患数によって自立に必要な収益を得られていた病院も、少子高齢社会の現代では患者に足を運んでもらうこと自体に苦慮する様子も見られます。

インターネットで容易に居住地域外の医療機関情報を得られるようになった今、少しでも高い水準の医療を求めて、患者は他県にまで足を延ばすことも厭わない傾向にあります。

収入の爆発的な伸びが期待できない以上、各病院は効率的に現場を回しつつ、コストを削減していくフェーズに突入しているといえます。診療報酬の配点が高い医療を提供していても安心はできません。かつては人工透析に高い点数が割り振られていましたが、診療報酬改定により、それも昔の話になりました。病院は常に、自助努力を強いられているといっても過言ではない状況にあります。そして、こうした厳しい現状の強い味方となってくれるのが電子カルテなのです。

業務効率化のみに的をしぼれば、オンプレミス型電子カルテとクラウド型電子カルテにそれほど大きな差はありません。繰り返しになりますが、電子カルテを導入すれば従来の紙カルテでは不可能だった同時閲覧性が向上します。診察室と検査室、離れた場所にいる医師、検査技師が同時に同じカルテを見ることで患者情報はスムーズに伝達され、つらい体を押して来院している患者に何度も同じ質問をするといった無用の負荷をかけることも少なくできます。これは患者満足度向上にも少なからず貢献するはずです。

リクルート活動においても、電子カルテ導入済みの病院と未導入の病院では若い医師や看護師の心証は大きく異なります。電子カルテ未導入＝この職場はナシ、という選び方が当たり前になっているのです。採用活動に苦戦することは、そのまま採用コストがふくらむことを意味します。採用活動は、人材の確保だけでは終わりません。その人材に指導医をつけて教育し、一人前の戦力に育て上げるまでが一連のステップです。その入り口で苦戦するのとしないのとでは、かかる経費にも差が出てしまいます。

収益に直結する点では、レセプトデータの提出があります。レセプトデータはすでにオンラインでの提出が義務化されていますが、送信するデータはいまだ医事課職員が計算している病院も少なくありません。

電子カルテを導入していれば、患者情報が正しいか、提供した診療行為を正しく算定しているか、その診療に漏れはないかといったレセプト点検を電子カルテが自動で行います。カルテに記された医師の読みにくい文字を解読し、検査表や処方箋といった多くの資料を医事課職員が見比べてレセプトチェックをする必要はほぼなくなったといえるのです。

一方電子カルテ未導入病院では、請求時期になると職員が残業をして集計作業を行っているところも見られます。マンパワーで回っているうちはよいのですが、医事課職員に不意の欠員が出たとたん、体制が崩壊してしまった、というケースも耳にします。経営層が思う以上に、診療報酬計算に負荷がかかっている事例だといえます。

診療報酬には、一定期間内にレセプトデータを提出しなければ加算料を受け取れない項目もあるので、欠員・体制崩壊・作業の遅滞は病院収入減少に直結します。こうしたリスクにも、電子カルテのレセプト点検機能は貢献してくれます。

電子カルテの導入は病院全体を挙げてのプロジェクトになるため、時に大変な困難にぶつかることもあります。病院経営者には、「これほど病院が一丸となって行うべきプロジェクトは初めてだ」と言う人も多くいます。部署ごとに独立して機能していた現場スタッフ達が心を一つにして向かわなければ、うまくいかないのが電子カルテ導入なのです。

コスト削減が示すもの、それは収益率の向上

医療報酬の高単価化が望めない以上、業務効率化とコスト削減で病院は常に自助努力を続けていかねばなりません。そして、業務効率向上の実現度ではオンプレミス型電子カルテとクラウド型電子カルテにさほど差はありませんが、コスト削減面では圧倒的にクラウド型電子カルテに軍配が上がります。

そもそもの導入コストがオンプレミス型電子カルテが1億円規模であれば、その半分以下の約4500万円であることに始まり、年間でかかる保守費用もオンプレミス型電子カルテの4割にあたるおよそ600万円に収まるのがクラウド型電子カルテです。オンプレミス型電子カルテなら5年〜7年おきにかかるリプレース費用の捻出が不要というのも大きな点になります。

この削減額を違う角度から解説すると、100床規模の病院の平均で年間売上およそ10億円、人件費は6億円ほどというデータがあります。この病院で、仮に1000万円のコスト削減を実現できたとすれば、約17%の人件費削減に成功したことと同義となります。

継続して使用するからこそ、合理的な判断を

「新しいことに時間を割くよりも、目の前にいる患者に目いっぱいの時間を割きたい。電子カルテはITをよく知る次の世代が当院に来てくれたら任せよう」という病院経営者もなかにはいるかもしれません。しかし患者の立場からすれば、患者としての自分の情報が強固なセキュリティ下で管理されていることは大きな安心感をもたらします。かかりつけ病院以外に搬送されたとしても、データ検索・共有がスムーズに行われ、その分迅速な医療措置を受けることにつながるためです。

患者の立場と病院の財務体力とのバランスもあり、条件が許す医療機関から徐々に電子カルテ導入は進んでいます。大病院においてはオンプレミス型電子カルテの導入率が9割を超え、200床までの中核病院にも電子カルテ導入の判断を迫る波は押し寄せています。

現状、義務化とまではいかない電子カルテの導入ですが、レセプトデータのオンライン提出義務化をはじめ一連の電子化傾向を見るに、いつ電子カルテ導入が義務化されてもお

かしくはありません。

業界動向を受けて電子カルテの導入を検討している病院のなかには、あまり吟味しないまま「大手ベンダーが提供しているなら間違いがないだろう」という判断でオンプレミス型電子カルテの導入を決めてしまうところも少なくありません。確かに、電子カルテを導入する際、ベンダーの事業継続力は重要な要素なのですが、それだけを頼りに導入を始めてしまうと、利便性や運用コストで後戻りできなくなってしまう可能性もあります。

会社の大きさや一般的なネームバリューにとらわれず、導入費、保守費用、リプレースにかかる金額、そして維持管理にかかる院内の労力などトータルで検討することで、賢明な選択が可能になっていくのではないかと思います。この本を参考にしながら一つでも多くの施設が最適な電子カルテ環境を手に入れられることを切に願います。

おわりに

インターネットが普及し始めた頃、それは自動車が登場した時代によく例えられたものでした。あなたはいつまでも馬車に乗ったままでいるのか、それともいち早く自動車に乗り換え、時代の速度に合わせるのか。インターネットとは馬車の時代に現れた自動車のことです。

病院経営の世界にとって、電子カルテの存在は、まさにこの「自動車」のようなものといえるのかもしれません。

自動車が十分普及した現代でも、馬車で目的地に到着することは可能です。同様に、敢えて電子カルテを使わずに紙カルテを貫いても病院の役割は果たすことができるでしょう。しかし、馬車は自動車のスピードや利便性には太刀打ちできません。紙カルテもまた、電子カルテの便利さを上回ることはないのです。

同じ目的を達成するのにより安全でスピーディで正確な方法があるのに、それを選ばない病院経営者がいるとしたら、望むと望まざるとにかかわらず、その事実だけでさまざまなレッテルが貼られてしまうのではないかと思います。

電子カルテを採用する・しないの選択は、今のところは病院の中の話で多くはとどまっていますが、電子カルテの導入によって効率化が実現すればコスト体質が改善し、赤字体質から黒字化への道が開かれるはずです。

そして、やがて電子カルテの有無は、医療従事者および患者が病院を選ぶ基準の一つになっていくと思います。はっきりいえば、電子カルテがないことはその病院を選ばない理由にもなっていくように思われます。

というのも、病院経営者の思いがどうであるかにかかわらず、病院が電子カルテを導入していないという事実は患者の立場から見ても、さまざまなことを示唆してしまうからです。例えば、病院経営者がＩＴの活用に興味がない、技術を取り入れる意欲が低い、患者を待たせても平気、病院内の現場同士やほかの医療施設との情報共有の体制が弱い……。

なかには実状を知らない患者ならではの思い込みもあるかもしれませんが、患者はほかの病院では、電子カルテのきれいで便利なディスプレイを見ており、スムーズな検査などでも恩恵を受けています。診察室に入り手書きのカルテを書く医師が待っていたとしたら、それだけでポジティブではない印象をもってしまう可能性は十分にあると思います。

大きくても小さくても、病院とは地域の医療を担う要です。経営の安定とともに患者からの信頼を高めるためにも、電子カルテの導入と活用はなくてはならない時代なのです。

本書が病院経営に関わる方達にとって、少しでもそのお役に立てれば、著者として幸いです。


最後に、本書を執筆するにあたり、株式会社イメージ ワン 取締役 ヘルスケア事業部長 野村眞一様、同 大阪営業所 所長 小山 創様、同 奥野一輝様には、取材を通し、貴重な情報や経験などを提供いただきました。心より感謝申し上げます。

また、株式会社アリオンシステム 取締役 山本祐輝氏には、企画や構成、社内の情報収集などで的確なサポートをいただきました。併せてお礼申し上げます。

2022年2月　山本篤憲

山本篤憲（やまもと とくのり）

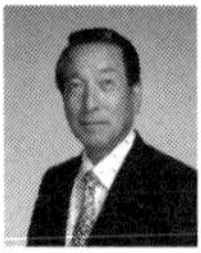

1951年生まれ。広島県湯来町出身。1974年、岡山理科大学卒。同年、富士通株式会社入社。システムエンジニアとして、製造・大学・官公庁顧客を担当する。システム部長を経て2002年9月退社。2003年8月、株式会社アリオンシステムを設立、代表取締役社長に就任する。従来の人間関係を当てにせず、「新規開拓できなければ会社の発展はない」というモットーのもと飛び込み営業、口コミで顧客を増やした。2006年2月、LLPインキュベーションセンター岡山ニテラスを仲間と立ち上げ、2007年から2012年3月まで岡山県立大学客員教授を務め、2009年3月、岡山県「おかやまITマイスター」に認定されるなど、地元岡山に貢献している。さらに、2021年福岡県直方市からIT企業の誘致依頼があり、同年4月に直方営業所を開設し、直方市と連携し同市へのDX化への展開を図っている。

本書についての
ご意見・ご感想はコチラ

病院を発展・黒字化させる
電子カルテイノベーション

二〇二二年三月二二日 第一刷発行

著者 山本篤憲
発行人 久保田貴幸
発行元 株式会社 幻冬舎メディアコンサルティング
〒一五一-〇〇五一 東京都渋谷区千駄ヶ谷四-九-七
電話 〇三-五四一一-六四四〇（編集）
発売元 株式会社 幻冬舎
〒一五一-〇〇五一 東京都渋谷区千駄ヶ谷四-九-七
電話 〇三-五四一一-六二二二（営業）
印刷・製本 中央精版印刷株式会社
装丁 秋庭祐貴

検印廃止

Printed in Japan ISBN 978-4-344-93701-7 C0034
幻冬舎メディアコンサルティングHP http://www.gentosha-mc.com/